Baljeet Kumar Sidhu

Capacidade de selagem e cicatrização dos selantes Endosequence BC e Proroot MTA

Baljeet Kumar Sidhu

Capacidade de selagem e cicatrização dos selantes Endosequence BC e Proroot MTA

ScienciaScripts

Imprint

Any brand names and product names mentioned in this book are subject to trademark, brand or patent protection and are trademarks or registered trademarks of their respective holders. The use of brand names, product names, common names, trade names, product descriptions etc. even without a particular marking in this work is in no way to be construed to mean that such names may be regarded as unrestricted in respect of trademark and brand protection legislation and could thus be used by anyone.

Cover image: www.ingimage.com

This book is a translation from the original published under ISBN 978-3-330-31925-7.

Publisher:
Sciencia Scripts
is a trademark of
Dodo Books Indian Ocean Ltd. and OmniScriptum S.R.L publishing group

120 High Road, East Finchley, London, N2 9ED, United Kingdom
Str. Armeneasca 28/1, office 1, Chisinau MD-2012, Republic of Moldova, Europe
Printed at: see last page
ISBN: 978-620-8-18888-7

Índice

Capítulo 1. Introdução

A terapêutica endodôntica tem como objetivo a eliminação da polpa residual, dos produtos de degradação dos tecidos e dos microrganismos presentes no interior do sistema de canais radiculares, seguida de uma obturação hermética, na medida do possível. Para a obturação, devem ser utilizados materiais de obturação que não interfiram e, preferencialmente, estimulem o processo de reparação apical e periapical. Estão disponíveis diferentes materiais para atingir este objetivo, embora alguns sejam utilizados há mais de 100 anos e outros sejam relativamente recentes.

O método mais comum de obturação utiliza materiais semi-sólidos, como a guta-percha, em combinação com um selante de canal radicular. Os cimentos endodônticos são necessários para selar o espaço entre as paredes dentinárias e a interface do núcleo obturador. Além disso, os cimentos preenchem os espaços vazios e as irregularidades no canal radicular, nos canais laterais e acessórios e nos espaços entre os materiais do núcleo.

De acordo com **Cantatore G**[24] , um cimento endodôntico deve ser biocompatível, antibacteriano, radiopaco, insolúvel em fluidos orais, selar hermeticamente o sistema de canais radiculares, ser dimensionalmente estável, ter um tempo de trabalho adequado, fácil manuseamento, expansão de presa, boa adesão ao material do núcleo e à parede do canal radicular, não deve descolorir os tecidos dentários nem ter ação antigénica ou mutagénica. Com base na sua composição, os selantes de uso corrente podem ser classificados em várias categorias, tais como selantes à base de óxido de zinco e eugenol, à base de ionómero de vidro, à base de resina, à base de hidróxido de cálcio e à base de silicone, mas nenhum deles satisfaz os requisitos ideais enumerados.[122]

Os materiais à base de silicato de cálcio, como o agregado de trióxido mineral (MTA), substituíram em grande parte os selantes à base de hidróxido de cálcio, que foram desenvolvidos para atividade terapêutica, pensando que estes teriam atividade antimicrobiana e potencial osteogénico-cementogénico. No entanto, para serem eficazes neste aspeto, o hidróxido de cálcio tem de se dissociar em iões de cálcio e hidroxilo, pelo que tem de ocorrer alguma dissolução ou decomposição do selante, o que acaba por comprometer a sua capacidade de selagem.[150]

O Agregado de Trióxido Mineral (MTA) foi desenvolvido inicialmente como material de obturação de extremidades radiculares e, subsequentemente, tem sido utilizado para capeamento pulpar, pulpotomia, apexogénese, reparação de perfurações radiculares e como material de obturação de canais radiculares. O MTA é um cimento hidráulico que endurece e é estável debaixo de água, baseando-se principalmente em reacções de hidratação para endurecer, ao contrário dos sistemas ácido-base mais habituais utilizados em medicina dentária, com a vantagem de uma solubilidade relativamente baixa. É biocompatível e apresenta uma elevada alcalinidade durante e após a sua reação de presa. O MTA demonstrou libertar hidróxido de cálcio como composto principal quando hidratado[55] . Foi referido que proporciona um melhor selamento do que outros materiais endodônticos, ,[138172] **Al-Hezaimi K et al**[2] mostraram que ocorreu fuga numa amostra (9,1%) após 42 dias com o MTA, em comparação com o Kerr Canal Sealer, que apresentou fuga em nove amostras (81,8%), quando utilizado para a obturação do canal.

O Agregado de Trióxido Mineral está disponível em várias formas, no entanto, para o ProRoot MTA é apresentado como um pó muito fino para ser misturado com água estéril ou destilada. Sofre uma expansão de presa linear no intervalo de 0,029% a 1,02%, o que, sem dúvida, melhora a sua vedação com as paredes do canal contra a microinfiltração[38] . No entanto, a reação de hidratação do MTA é muito lenta. A natureza solta e arenosa da mistura, e a sua falta de pegajosidade, causam muita dificuldade na inserção e no acondicionamento do MTA. Foram expressas preocupações sobre a libertação de óxido de bismuto do MTA endurecido para os tecidos periapicais, embora se justifique mais investigação. Além disso, é geralmente aceite que as caraterísticas de manuseamento e a presa lenta do MTA são as suas principais limitações.

Recentemente, foram introduzidas no mercado as últimas gerações de selantes à base de sílica, descritas pelos fabricantes como materiais biocerâmicos. Os materiais biocerâmicos são "produtos ou componentes cerâmicos utilizados em aplicações médicas e dentárias, principalmente como implantes e substitutos dentários, que têm propriedades osteoindutoras". Muitos materiais utilizados atualmente em medicina dentária são considerados biocerâmicas, como a zircónia, a hidroxiapatite, o fosfato tricálcico, o silicato tricálcico e o silicato dicálcico.[92] O cimento cerâmico, devido à sua ação osteocondutora, promove o fechamento fisiológico do canal por tecido duro cementoide, podendo ser chamado de "enxerto endodôntico". O encerramento por este enxerto é mantido mesmo em condições de humidade.[96]

Os desafios em termos de propriedades de manuseamento dos selantes foram agora ultrapassados com o novo "selante biocerâmico Endosequence", composto por óxido de zircónio, silicatos de cálcio, fosfato de cálcio monobásico e hidróxido de cálcio, juntamente com agentes de enchimento e espessantes[90] . Os fabricantes afirmam que algumas das vantagens do cimento biocerâmico são a biocompatibilidade melhorada, a osseocondutividade, o potencial aumento da resistência da raiz após a obturação, o pH elevado (12,9) durante o processo de presa, que é fortemente antibacteriano, a capacidade de selagem e a não necessidade de mistura, uma vez que o cimento Endosequence BC vem pré-misturado numa seringa.

Este cimento foi concebido como um cimento hidráulico de silicato de cálcio não tóxico com uma composição sem alumínio. É de natureza hidrofílica e tem um baixo ângulo de contacto, o que lhe permite espalhar-se facilmente sobre as paredes de dentina do canal radicular e entrar e preencher também os micro canais laterais. Juntamente com uma expansão de presa de cerca de 0,20%, este cimento também forma uma ligação química com as paredes de dentina do canal radicular devido à sua natureza nanoparticulada.[96] Além disso, o BC sealer é capaz de aliviar os sintomas de dor em casos de inflamação periapical aguda.

Capítulo 2. Materiais e Metodologia

O presente estudo foi efectuado em sessenta e oito dentes posteriores mandibulares. O estudo foi dividido em duas partes, ou seja, **a Parte I (estudo in vivo)** e **a Parte II (estudo ex vivo)**.

ESTUDO IN-VIVO (Parte I)

Foram selecionados trinta dentes posteriores mandibulares permanentes de pacientes externos do Departamento de Dentisteria Conservadora e Endodontia da Faculdade de Medicina Dentária e Hospital do Governo de Punjab, Amritsar. Os critérios de seleção dos dentes foram os seguintes

1. Presença de radiolucência definitiva no periápice

2. Lesão periapical de origem endodôntica sem defeitos periodontais

3. Idade do doente entre 20-40 anos

4. Os doentes não tinham problemas sistémicos ou alergias a medicamentos

5. Os doentes não estavam clinicamente comprometidos

6. Sexo sem bar

Os dentes selecionados foram divididos em dois grupos, a saber **Grupo A** e **Grupo B**, com quinze dentes cada.

GRUPO

Quinze dentes foram incluídos neste grupo em que os canais radiculares foram obturados utilizando o 'ENDOSEQUENCE BIOCERAMIC SEALER **(Brassier, Savannah, GA)'** juntamente com a técnica de guta percha de cone único **(Dentsply, Tulsa Dental, Johnson City, EUA). (Fotografia 1, 2)**

O estudo foi efectuado de acordo com as seguintes etapas:

PASSO 1

Os dentes foram radiografados seguindo a técnica de bissecção. A radiolucência periapical foi medida utilizando o **COREL DRAW GRAPHIC SUITE VERSION 14**, marcando extensões horizontais e verticais no computador.

PASSO 2

Os dentes foram isolados com um dique de borracha (**Dental Dam Kit, Hygenic, EUA**) (**Fotografia 1**). A cavidade de acesso foi preparada de acordo com os princípios de Grossman (**Fotografia 4**). O comprimento do canal foi medido de acordo com o método de Ingle. Foram utilizadas limas Rotary Protaper (**Dentsply Maillefer, Ballaigues, Suíça**) para preparar o canal radicular, seguindo a técnica crown down e irrigado com hipoclorito de sódio a 2,5% (**Asian Acrylates, Mumbai, Índia**). (**Fotografia 1**)

A instrumentação de todos os dentes foi efectuada com uma técnica crown-down utilizando as limas rotativas Protaper. Glyde (**Dentsply Maillefer, Ballaigues, Suíça**), um lubrificante para facilitar o movimento dos instrumentos rotativos no canal, foi utilizado entre todas as limas. A irrigação do canal radicular foi efectuada utilizando 1 ml de hipoclorito de sódio a 5,2 por cento entre cada lima. Foi utilizada uma lima tipo K #10 (**Dentsply Maillefer, Ballaigues, Suíça**) para manter a patência apical. Os canais radiculares foram preparados até ao comprimento de trabalho com instrumentos ProTaper, de acordo com as instruções do fabricante.

- Todos os instrumentos foram utilizados numa peça de mão com redução de engrenagem 16:1, alimentada por um motor elétrico de binário controlado (**X Smart, Dentsply Maillefer, Ballaigues, Suíça**) a uma rotação constante de 250 rpm. (**Fotografia 1**)

Os shapers (S1, S2 e SX) foram utilizados numa ação de escovagem.

• O S1 utilizado com um binário de 3,5 N foi avançado até à resistência, mas não mais de dois terços da profundidade do canal.

• A lima SX foi então introduzida até se encontrar resistência. Esta também foi operada com um binário de 3,5 N. Seguiu-se a reintrodução da lima S1 até ao comprimento total de trabalho.

• As outras limas foram então inseridas até ao comprimento total de trabalho na sequência S2 (binário = 1,2 N), F1 (binário = 1,6 N), F2 (binário = 2,4 N) e F3 (binário = 2,4 N), para obter um diâmetro apical de 0,30 mm. Os finalizadores (F1-F3) foram utilizados com ação in-and-out.

A preparação do terço apical foi considerada completa quando uma lima de tamanho 30 foi inserida sem força até ao comprimento de trabalho. Foi efectuada uma lavagem final do canal com soro fisiológico normal. A cavidade coronal foi preenchida com uma compressa de cânfora-fenol e material de restauração provisório, Orafil-G **(Prevest Denpro, Jammu, Índia). (Fotografia 1)** O paciente foi chamado à consulta após 48 horas.

PASSO 3

Na visita subsequente, se o paciente estivesse confortável e o canal não apresentasse qualquer descarga, procedia-se à obturação. Caso contrário, a irrigação e o penso foram repetidos.

PASSO 4

Os dentes foram obturados com cone de guta-percha e "Endosequence bioceramic sealer" utilizando a técnica de obturação de cone único. Este selante está disponível numa forma pré-misturada numa seringa. Os fabricantes fornecem pontas flexíveis intra-canal com o mesmo. A tampa da seringa foi removida e a ponta intra-canal foi inserida na mesma. A ponta intracanal foi inserida até ao terço coronal da raiz e o material foi dispensado. Em seguida, o selante do canal radicular foi revestido ao longo das paredes do canal utilizando a lima manual K #15. O cone mestre foi então revestido com o cimento biocerâmico e ajustado ao comprimento de trabalho. A cavidade de acesso foi selada com material de restauração provisório, Orafil-G.

PASSO 5

Foi efectuada uma radiografia periapical intra-oral pós-operatória para verificar a adequação da obturação e para observar o tamanho da lesão periapical.

PASSO 6

Foi pedido ao doente que se apresentasse ao fim de uma semana para avaliação clínica. No entanto, em caso de dor e/ou inchaço, foi pedido ao doente que se apresentasse imediatamente.

GRUPO B

Quinze dentes foram incluídos neste grupo. Os canais radiculares foram obturados utilizando 'Pro Root MTA **(Dentsply, Tulsa Dental , Johnson city, EUA)**' como selante juntamente com cone de guta-percha. **(Fotografia 3)**

As etapas 1-3 foram efectuadas da mesma forma que no **grupo A**.

PASSO 4

Os dentes foram obturados com um cone de guta-percha e um selante de MTA, utilizando a técnica de obturação de cone único. A bolsa do ProRoot MTA foi aberta e o pó foi dispensado, sendo depois espremido o conteúdo da ampola de microdoses para a almofada de mistura ao lado do material. O pó e o líquido do MTA foram misturados numa proporção de 3:1 num bloco de mistura de papel não absorvente durante 30-60 segundos. Foi utilizada uma lima manual K #15 para revestir o selante misturado nas paredes do canal. De seguida, o cone mestre foi revestido com o selante e ajustado ao comprimento. A guta-percha é maquinada para corresponder exatamente à preparação, reduzindo assim as fugas e obtendo uma vedação hermética. A cavidade de acesso foi selada com o material de restauração intermédio Orafil-G.

Os passos 5 e 6 foram seguidos como no **Grupo A**.

Após a conclusão do tratamento endodôntico, a restauração permanente com compósito **(Ivoclar Vivadent, Schaan, Liechtenstein)** foi colocada em ambos os grupos em conformidade. **(Fotografia 1)**

Os doentes foram chamados de novo ao fim de três, seis e nove meses para visitas de acompanhamento. Em cada consulta de retorno, o doente foi examinado clinicamente no que respeita a qualquer dor, inchaço ou desconforto. Os dentes em causa foram radiografados utilizando a técnica de bissecção para medir a alteração do tamanho da radiolucência periapical, utilizando o **COREL DRAW GRAPHIC SUITE VERSION 14**.

A alteração no tamanho da radiolucência em cada visita de acompanhamento foi registada em milímetros. Assim, os dados obtidos foram tabulados e analisados por meio da **Análise de Variância (ANOVA)** para verificar se havia diferença significativa entre os grupos.

ESTUDO EX-VIVO (Parte II)

SELECÇÃO DE DENTES

Foi recolhido um total de trinta e oito dentes posteriores mandibulares humanos de raiz única, recentemente extraídos, do Departamento de Cirurgia Oral do Punjab Government Dental College and Hospital, Amritsar. Todos os dentes recolhidos foram armazenados num recipiente selado com solução salina estéril e refrigerados antes do estudo. Os dentes com anatomia anormal do canal, morfologia anormal da raiz, incluindo canais laterais óbvios, cárie extensa e fratura da raiz foram rejeitados.

Uma vez selecionados os dentes, o cálculo e os resíduos de tecido mole foram removidos da superfície radicular com instrumentos de destartarização manual. Após o desbridamento da superfície radicular, os dentes foram imersos em hipoclorito de sódio a 5,2 por cento durante trinta minutos e desbridados mecanicamente com uma escova macia. Os dentes foram armazenados em formalina a 10% à temperatura ambiente. Os dentes foram acedidos e foi inserida uma lima endodôntica #10 tipo K no canal radicular e avançada para fora do forame apical de todos os dentes. Todos os dentes com canais que não puderam ser negociados com uma lima tipo K #10 foram excluídos do estudo. Foram tiradas radiografias iniciais na direção mesial-distal e buco-lingual para confirmar a presença de um sistema de canais radiculares do tipo 1. Antes do estudo, todos os dentes foram decorados num comprimento fixo, ou seja, a 13 mm do ápice, utilizando um disco de diamante. (**Fotografia 6**)

INSTRUMENTAÇÃO DO CANAL

O comprimento de trabalho foi determinado passando uma lima endodôntica tipo K #10 no canal radicular até a lima ficar visível no forame apical, subtraindo depois 1 mm para estabelecer a medição do comprimento da lima. Os canais radiculares foram preparados da mesma forma que num estudo in-vivo. Após a irrigação final, os canais foram secos com pontas de papel grosso esterilizadas. Para evitar a desidratação, todas as raízes foram manuseadas com gaze humedecida em água durante a ressecção e instrumentação. Todos os dentes foram esterilizados por autoclavagem (121^0 C e 15 lbs. de pressão) após a preparação do canal.

Oito espécimes foram designados como controlos: positivo (n=4) e negativo (n=4). Os controlos positivos e negativos asseguraram que o modelo do aparelho estava a funcionar corretamente. Os restantes dentes foram distribuídos aleatoriamente por dois grupos de teste, ou seja, **Grupo A** e **Grupo B**, com 15 amostras cada.

OBTURAÇÃO DO CANAL RADICULAR

A técnica utilizada para a obturação foi a obturação de cone único de guta-percha. As pontas das seringas intracanais foram lavadas com álcool (etanol desnaturado). Todos os instrumentos utilizados foram autoclavados. A obturação do canal radicular foi efectuada com técnicas assépticas.

Grupo A

Os dentes foram obturados de forma ortógrada utilizando o selante biocerâmico

EndoSequence da mesma forma que num estudo in vivo.

Grupo B

Os dentes foram obturados de forma ortógrada utilizando uma técnica de cone único com ProRoot MTA, seguindo os mesmos passos de um estudo in-vivo.

Após a obturação, foram tiradas radiografias nas direcções buco-lingual e mesio- distal para assegurar o comprimento e a densidade da obturação. Todos os espécimes do **Grupo A** e do **Grupo B** foram colocados em sacos estéreis com gaze húmida para manter a hidratação e permitir a fixação do selante durante 1 semana. De seguida, os dentes foram revestidos com duas camadas de verniz de unhas na sua circunferência, com exceção dos 2 mm apicais e do acesso coronal. (**Fotografia 7**)

As amostras de controlo positivo (n=4) não foram obturadas nem revestidas com verniz de unhas. Isto permitiu a livre comunicação das bactérias na câmara superior com o meio de crescimento na câmara inferior. Os espécimes do controlo negativo (n=4) foram obturados com ProRoot MTA/selante biocerâmico EndoSequence. As amostras deste grupo foram revestidas com verniz de unhas para selar a abertura apical e o acesso coronal para evitar qualquer fuga. (**Fotografia 7**)

ENSAIO DE ESTANQUIDADE MICROBIANA

Foi construído um aparelho de fuga microbiana utilizando um método de duas câmaras. A saliva humana natural foi utilizada neste estudo para determinar a microinfiltração.

Foram utilizados frascos transparentes e frascos Eppendorf (**Eppendorf-Elkay, Shrewsbury, EUA**) para fabricar o aparelho. [Os frascos Eppendorf têm uma extremidade fechada e uma extremidade aberta com uma tampa articulada que proporciona uma vedação à prova de contaminação. A extremidade fechada do frasco eppendorf foi cortada com um disco de diamante, de modo a que a amostra de dente pudesse ser suspensa. [**Fotografia 8 (iii)**]. A junção entre o frasco e o dente foi selada com cola de cianoacrilato e cera pegajosa.

Foram utilizados frascos transparentes para suspender o frasco eppendorf juntamente com a amostra de dente. Foi utilizada uma broca redonda #6 montada numa peça de mão de alta velocidade para fazer um orifício no centro de cada tampa. [**Fotografia 8 (iv)**] Cada frasco eppendorf contendo a amostra de dente foi colocado no orifício fabricado na tampa dos frascos transparentes, até à tampa, e fixado com cola de cianoacrilato e cera adesiva.

[**Fotografia 8(v)**] Todas as amostras preparadas foram seladas numa bolsa que foi colocada num esterilizador de trióxido de etileno para esterilização e obtida após um ciclo de 10 horas. **(Fotografia 9, 10)**

Este sistema esterilizado foi colocado em garrafas contendo caldo de soja tripticase estéril **(HiMedia Laboraties, Mumbai, Índia)**. Os dois mm apicais da estrutura da raiz foram submersos no caldo sem contactar com o chão do frasco. A câmara superior (coronal) era constituída por um frasco eppendorf juntamente com a amostra de dente.

A câmara inferior do aparelho foi criada pelo espaço entre a ponta da raiz e o chão do frasco. **(Fotografia 11)** A câmara coronal foi preenchida com uma mistura de saliva humana natural e caldo de soja tripticase (rácio 3:1). Foi adicionado caldo fresco (meio) misturado com saliva humana (microrganismos) à câmara superior de 7 em 7 dias para garantir a presença de bactérias viáveis. O reabastecimento da câmara superior foi efectuado com uma técnica estéril, utilizando sempre seringas descartáveis. **(Fotografia 12)** Todas as amostras experimentais foram colocadas numa incubadora com 5,0 por cento de CO_2 a 37^0 C e 100 por cento de humidade durante um total de trinta dias. **(Fotografia 13)**

Uma incidência positiva de fuga visualizada a olho nu foi determinada pela turvação do meio de crescimento na câmara inferior. A experiência de microinfiltração foi realizada durante 30 dias e o meio na câmara inferior foi examinado diariamente para verificar as alterações de turvação. **(Fotografia14)** O tempo de turvação foi registado para cada amostra e as diferenças entre os grupos foram comparadas utilizando o teste de **Mann-Whitney**.

QUADRO-I

(IN-VIVO)

RESULTADOS CLÍNICOS NO GRUPO A (GP+ES) EM DIFERENTES INTERVALOS DE TEMPO

Case no.	Tooth no.	3 months				6 months				9 months			
		Pain on palpation	Tenderness on percussion	Sinus	Swelling	Pain on palpation	Tenderness on percussion	Sinus	Swelling	Pain on palpation	Tenderness on percussion	Sinus	Swelling
1	36	-	-	-	-	-	-	-	-	-	-	-	-
2	46	-	-	-	-	-	-	-	-	-	-	-	-
3	36	-	-	-	-	-	-	-	-	-	-	-	-
4	36	-	-	-	-	-	-	-	-	-	-	-	-
5	46	-	-	-	-	-	-	-	-	-	-	-	-
6	36	-	-	-	-	-	-	-	-	-	-	-	-
7	47	-	-	-	-	-	-	-	-	-	-	-	-
8	46	-	-	-	-	-	-	-	-	-	-	-	-
9	46	-	-	-	-	-	-	-	-	-	-	-	-
10	46	-	-	-	-	-	-	-	-	-	-	-	-
11	36	-	-	-	-	-	-	-	-	-	-	-	-
12	45	-	-	-	-	-	-	-	-	-	-	-	-
13	36	-	-	-	-	-	-	-	-	-	-	-	-
14	36	-	-	-	-	-	-	-	-	-	-	-	-
15	46	-	-	-	-	-	-	-	-	-	-	-	-

☐ = Ausência de sintomas

12

QUADRO-II

(IN-VIVO)

RESULTADOS CLÍNICOS NO GRUPO B (GP + ProRoot MTA) EM DIFERENTES INTERVALOS DE TEMPO

Case no.	Tooth no.	3 months				6 months				9 months			
		Pain on palpation	Tenderness on percussion	Sinus	Swelling	Pain on palpation	Tenderness on percussion	Sinus	Swelling	Pain on palpation	Tenderness on percussion	Sinus	Swelling
1	36	-	-	-	-	-	-	-	-	-	-	-	-
2	36	-	-	-	-	-	-	-	-	-	-	-	-
3	46	-	-	-	-	-	-	-	-	-	-	-	-
4	36	-	-	-	-	-	-	-	-	-	-	-	-
5	46	-	-	-	-	-	-	-	-	-	-	-	-
6	35	-	-	-	-	-	-	-	-	-	-	-	-
7	37	-	-	-	-	-	-	-	-	-	-	-	-
8	46	-	-	-	-	-	-	-	-	-	-	-	-
9	45	-	-	-	-	-	-	-	-	-	-	-	-
10	36	-	-	-	-	-	-	-	-	-	-	-	-
11	35	-	-	-	-	-	-	-	-	-	-	-	-
12	46	-	-	-	-	-	-	-	-	-	-	-	-
13	46	-	-	-	-	-	-	-	-	-	-	-	-
14	36	-	-	-	-	-	-	-	-	-	-	-	-
15	46	-	-	-	-	-	-	-	-	-	-	-	-

☐ = Ausência de sintomas

QUADRO-III

(IN-VIVO)

RESULTADOS RADIOLÓGICOS NO GRUPO A (GP+ ES) EM DIFERENTES INTERVALOS DE TEMPO

Processo nº.	Dente não.	Tamanho da área radiolucente (em mm)			
		Pós-operatório imediato	Período de observação pós-operatório		
			3 meses	6 meses	9 meses
1	36	4.00	3.30	1.50	0.50
2	46	4.00	2.75	1.00	0.20

13

3	36	5.00	4.00	3.20	2.40
4	36	8.50	7.30	4.00	2.00
5	46	8.00	6.40	3.50	1.20
6	36	7.00	6.80	5.60	5.00
7	47	8.75	5.00	4.00	2.20
8	46	7.75	6.75	6.00	5.00
9	46	4.20	3.50	2.25	1.50
10	46	3.60	3.40	2.00	1.80
11	36	5.75	5.40	2.00	1.50
12	45	7.00	5.90	4.00	2.40
13	36	7.50	5.50	5.00	3.50
14	36	5.00	4.20	2.75	1.00
15	46	8.50	6.50	3.25	2.75
Total		94.55	76.70	50.05	32.95
Média		6.303	5.113	3.336	2.196
Redução média da radiolucência			1.190	2.966	4.106
Percentagem de redução da radiolucência (%)			18.87	47.91	65.99

QUADRO-IV

(IN-VIVO)

RESULTADOS RADIOLÓGICOS NO GRUPO A (GP+ProRoot MTA) EM DIFERENTES INTERVALOS DE TEMPO

Processo nº.	Dente não.	Tamanho da área radiolucente (em mm)			
		Pós-operatório imediato	Período de observação pós-operatório		
			3 meses	6 meses	9 meses
1	36	7.40	6.40	6.25	4.50
2	36	5.60	4.50	3.50	0.75
3	46	11.00	10.40	8.00	6.00
4	36	7.60	6.60	5.00	5.50
5	46	6.00	5.50	4.25	3.75
6	35	4.30	3.75	3.00	1.00
7	37	3.60	3.00	1.75	1.25
8	46	6.30	5.25	4.00	2.50
9	45	6.70	4.50	1.75	0.25
10	36	4.00	3.75	2.00	1.50

		6.25	5.75	4.25	2.50
11	35	6.25	5.75	4.25	2.50
12	46	6.00	4.60	3.00	1.25
13	46	5.00	3.25	2.40	0.75
14	36	7.00	6.00	4.60	3.50
15	46	4.00	3.00	1.50	0.50
Total		90.75	76.25	55.25	35.50
Média		6.050	5.083	3.680	2.366
Redução média da radiolucência			0.967	2.367	3.684
Percentagem de redução da radiolucência (%)			16.73	41.09	63.94

QUADRO V
QUADRO COM A AVALIAÇÃO ESTATÍSTICA NO GRUPO A

Período de tratamento	N.º de observações	Gama	Média	SD	S.E. da média	Intervalo de confiança de 95%	
Pós-operatório imediato	15	3.60-8.75	6.303	1.871	0.483	5.266	7.340
Após 3 M	15	2.75-7.3 0	5.113	1.493	0.385	4.286	5.940
Após 6 M	15	1.00-6.0 0	3.336	1.470	0.379	2.522	4.151
Após 9 M	15	0.20-5.0 0	2.196	1.420	0.336	1.409	2.983

QUADRO VI
QUADRO COM A AVALIAÇÃO ESTATÍSTICA DO GRUPO B

Período de tratamento	N.º de observações	Gama	Média	SD	S.E. da média	Intervalo de confiança de 95%	
Pós-operatório imediato	15	3.60-11.00	6.050	1.869	0.482	5.014	7.085
Após 3 M	15	3.00-10.40	5.083	1.895	0.489	4.033	6.133
Após 6 M	15	1.50-8.0 0	3.683	1.817	0.469	2.677	4.689
Após 9 M	15	0.25-6.0 0	2.367	1.872	0.483	1.329	3.403

QUADRO VII
QUADRO COM A ANÁLISE DE VARIÂNCIA (ANOVA)

Fonte de variação	Graus de liberdade	Soma de quadrados	Quadrado médio	Rácio de variância (F) calculado	p Valor
Devido à técnica	1	0.102	0.102	0.034	0.853[NS]
Devido ao período de tempo	3	265.576	88.525	29.738	<0.0001 **
Interação entre a técnica e o período de tempo	3	1.504	0.501	0.168	0.917[NS]

Modelo	8	2451.716	306.464	102.949	<0.0001**
Erro	112	333.409	2.977		
Total	120	2785.125			

**: Altamente Significativo NS: Não Significativo

De acordo com os resultados que emergem da tabela acima, é evidente que o rácio de variância (rácio F) foi altamente significativo para a variação devida ao período de tempo, o que implica que a radiolucência média não era a mesma durante vários pares de períodos, ou seja, a radiolucência muda significativamente ao longo da passagem do tempo entre os dois grupos. No entanto, a interação entre os grupos e o período não foi significativa, indicando que o padrão de radiolucência era amplamente semelhante entre os dois grupos.

QUADRO-VIII

DIMINUIÇÃO MÉDIA DA RADIOLUCÊNCIA PARA OS DOIS GRUPOS EM DIFERENTES INTERVALOS DE TEMPO

Tempo	Grupo A				Grupo B				Comparação da percentagem de redução no Grupo A vs B (valor p)
	Média ±SD	Redução média	% de redução	Valor P	Média ± DP	Redução média	% de redução	Valor P	
IPO	6.30 ± 1.87	-	-	-	6.05 ± 1.87	-	-	-	-
3 m	5.11 ± 1.49	1.190 ± 0.903	18.11 ± 10.30	<0.001**	5.08 ± 1.89	0.967 ± 0.517	16.73 ± 9.03	<0.001**	0.698[NS]
6 m	3.34 ± 1.47	2.966 ± 1.277	47.91 ± 15.58	<0.001**	3.68 ± 1.82	2.367 ± 0.895	41.09 ± 15.19	<0.001**	0.236[NS]
9 m	2.20 ± 1.42	4.106 ± 1.653	65.99 ± 19.01	<0.001**	2.37 ± 1.87	3.683 ± 1.219	63.94 ± 20.96	<0.001**	0.782[NS]

NS: p > 0,05; Não significativo; * p < 0,05; Significativo; ** p < 0,001; Altamente significativo; IPO: pós-operatório imediato

No **Grupo A**, a diminuição do tamanho médio da radiolucência entre o pós-operatório imediato e os 3, 6 e 9 meses é de 1,190 mm (18,11%), 2,966 mm (47,91%) e 4,106 mm (65,99%). A alteração ocorrida em cada intervalo de tempo é altamente significativa (P<0,001).

No **Grupo B**, a diminuição do tamanho médio da radiolucência do pós-operatório imediato para 3, 6 e 9 meses é de 0,967 mm (16,73%), 2,367 mm (41,09%) e 3,683 mm (63,94%). A alteração ocorrida em cada intervalo de tempo é altamente significativa (P<0,001).

Foi demonstrado na tabela acima que a alteração do tamanho médio da radiolucência comparada aos 3 meses, 6 meses e 9 meses entre **o Grupo A** e **o Grupo B** não é significativa, o que significa que ambos os selantes têm uma capacidade de cicatrização comparável.

16

QUADRO - IX

(EX-VIVO)

Taxa de contaminação de canais radiculares obturados com dois cimentos diferentes expostos à saliva humana natural

N.º de dias	N.º de amostras em cada grupo	
	Grupo A (n=15)	**Grupo B** (n=15)
1	-	-
2	-	-
3	-	-
4	-	-
5	-	-
6	-	-
7	1 (6.6%)	1(6.6%)
8	-	1(13.3%)
9	-	-
10	1 (13.3%)	-
11	-	-
12	-	-
13	-	-
14	-	1(20%)
15	1(20%)	1(26.6%)
16	-	-
17	-	-
18	-	-
19	-	-
20	-	1(33.3%)
21	-	-
22		1(40%)
23	1 (26.6%)	-
24	-	-
25	-	-
26	-	-
27	-	-
28	-	-
29	1(33.3%)	-
30	-	-

- = SEM FUGAS

QUADRO - X

(EX-VIVO)

PERCENTAGEM DE FUGAS EM CADA GRUPO

GRUPO	N.º de amostras	N.º (%) de amostras com fugas	N.º (%) de amostras que não apresentam fugas
Grupo A (GP+ES)	15	5(33.33%)	10(66.67%)
Grupo B (GP+ProRoot MTA)	15	6(40%)	9(60.00%)
Grupo de controlo positivo	4	4(100%)	0(0%)
Grupo de controlo negativo	4	0(0%)	4(100%)

No **Grupo A**, 5 de 15 (33,33%) amostras apresentaram fugas bacterianas, no entanto, não foram encontradas fugas em 10 amostras durante um período de 30 dias.

No **Grupo B**, 6 de 15 (40,00%) amostras apresentaram fugas bacterianas, no entanto, não foram encontradas fugas em 9 amostras durante um período de 30 dias.

O grupo de controlo positivo apresentou fugas bacterianas em todas as 4 amostras (100%), ao passo que o grupo de controlo negativo não apresentou fugas bacterianas em nenhum dos grupos (0%), o que significa, portanto, que os modelos de estudo ex-vivo funcionaram adequadamente.

QUADRO - XI

(EX-VIVO)

TEMPO, EM DIAS, EM QUE OCORREU A FUGA

GRUPO	N.º de amostras	Dia em que ocorreu a fuga	Média ± DP	Media n
Grupo A (GP+ES)	15	7,10,15,23,29	16.80± 9.121	15
Grupo B (GP+ProRoot MTA)	15	7,8,14,15, 20,22	14.33±6.09	14.5
Grupo de controlo positivo	4	1,1,2,2	1.50±0.58	1.5
Grupo de controlo negativo	4	nenhum	-	-

QUADRO-XII

Comparação para fugas utilizando o teste de Mann-Whitney

Comparação	Classificação média	Valor P
Grupo A	15.00	0.710[NS]
Grupo B	16.00	

De acordo com os resultados que emergem da tabela acima, a diferença para a classificação média entre os dois grupos não é significativa, mostrando que as duas seladoras têm uma capacidade de selagem comparável (p>0,05).

18

Capítulo 3. Discussão

A obturação completa do sistema de canais radiculares é considerada uma parte importante do tratamento endodôntico, para a qual são utilizados selantes de canais radiculares em combinação com materiais de núcleo, como os cones de guta-percha. Uma vez que a guta-percha, por si só, não consegue produzir a vedação hermética desejada, todas as técnicas de obturação de canais utilizam um cimento obturador para melhorar a vedação (**El Deeb ME, 1985**)[46] . A fuga através de um canal radicular obturado ocorre nas interfaces entre o cimento e a dentina ou o cimento e a guta-percha. Por isso, a qualidade do selamento de uma obturação do canal radicular depende muito da capacidade de selamento do cimento utilizado (**Wu MK et al, 1994**) .[166]

Foram desenvolvidos novos tipos de selantes contendo agregado de trióxido mineral (MTA). O MTA tem muitas aplicações endodônticas. Entre as suas propriedades desejáveis, o MTA é biocompatível, apresenta uma boa capacidade de selamento, é bioativo, induzindo a formação de hidroxiapatite e apresenta uma elevada alcalinidade durante e após a sua reação de presa (**Parirokh M e Torabinejad M, 2010**)[125] . Estas propriedades do MTA levaram a que se considerasse a sua utilização como material de obturação (**Bogen G e Kuttler S, 2009**)[11] , no entanto, as fracas caraterísticas de manuseamento, a soltura inicial e o tempo de presa lento tornam o MTA difícil de utilizar.

O selante à base de silicato de cálcio, como o "EndoSequence BC sealer", foi introduzido com as vantagens de uma melhor selabilidade e biocompatibilidade, juntamente com caraterísticas de manuseamento superiores.[68] Possui propriedades hidráulicas e endurece espontaneamente na presença de água. Além disso, liberta "cálcio" durante a sua reação de hidratação e presa e produz esferulitos de fosfato de cálcio (precursores de depósitos de apatite) na sua superfície. Estas propriedades tornam-no um excelente material clínico, especialmente quando utilizado em contacto com o tecido ósseo e o sangue como obturação de extremidades radiculares, reparação radicular e selante de canais radiculares **(Gandolfi MG et al, 2010).**[58]

Uma vez que não existe literatura disponível relativamente à capacidade de selamento do selante EndoSequence BC (Brassler, Savannah, GA) em comparação com o ProRoot MTA (Dentsply, Tulsa Dental, Johnson city, EUA) e à capacidade de cicatrização destes selantes em casos de radiolucências periapicais. O objetivo do presente estudo foi comparar a capacidade de selamento dos dois selantes, tanto num estudo in vivo como ex vivo.

O presente estudo foi realizado em duas partes. A parte I deste estudo foi concebida para comparar a capacidade de cicatrização dos dois selantes num estudo in-vivo, utilizando a avaliação clínica e radiográfica aos 3, 6 e 9 meses de pós-operatório. A parte II do estudo baseou-se no teste da capacidade de selamento dos dois selantes utilizando um modelo ex-vivo de fuga bacteriana.

PARTE I (ESTUDO IN VIVO)
Foram selecionados trinta dentes posteriores mandibulares de pacientes saudáveis que visitaram o Departamento de Dentisteria Conservadora e Endodontia do Punjab Government Dental College and Hospital, Amritsar. Foram selecionados os pacientes com idades compreendidas entre os 20 e os 40 anos que apresentavam uma radiolucência definitiva no periápice. **Grossman LI et al (1964)**[65] observaram uma relação direta entre a idade e a taxa de reparação, com a taxa mais elevada em pacientes com 19 anos de idade ou menos (58,8%), uma taxa intermédia no grupo entre 20 e 49 anos de idade (33,3%) e a taxa mais baixa no grupo etário com 50 anos ou mais (13,3%).

Todas as radiografias foram efectuadas utilizando a técnica do ângulo de bissecção. Numa investigação levada a cabo por **Forsberg J e Halse A (1997)**[53] concluiu-se que tanto a técnica do ângulo de bissecção como a técnica do paralelismo dão os mesmos resultados no diagnóstico de radiolucências periapicais. Os dentes selecionados no presente estudo foram divididos em dois grupos, ou seja, **Grupo A** e **Grupo B.**

No **Grupo A** e no **Grupo B**, o dente em causa foi anestesiado, isolado e o canal radicular foi aberto. A preparação biomecânica foi efectuada com limas ProTaper rotativas. Foi referido que os instrumentos rotativos de Ni-Ti modelam o canal radicular de forma fácil, rápida e mais previsível, reduzindo os erros de procedimento e mantendo a curvatura original dos canais radiculares. Além disso, a preparação do canal radicular com instrumentos rotativos melhora a adaptação entre as pontas de guta-percha e a parede do canal, porque os instrumentos flexíveis de NiTi resultam num menor endireitamento e alargamento dos canais curvos, em comparação com a utilização de instrumentos de aço inoxidável **(Kosa DA et al, 1999)**[95] . Além disso, a utilização de instrumentos rotativos melhora a preparação de um espaço uniformemente redondo em comparação com a limagem circunferencial com instrumentos manuais.

Os instrumentos ProTaper foram concebidos para abranger toda a gama de tratamento com apenas algumas limas, que incorporam uma flexibilidade superior, uma eficiência inigualável e uma segurança melhorada. O ProTaper foi concebido de modo a que as limas - após a pré-destartarização inicial com S1 e SX - possam ser facilmente transportadas até ao comprimento de trabalho.

Após a preparação cuidadosa de uma cavidade de acesso ideal sob isolamento com dique de borracha, foi efectuada a negociação dos canais com uma lima manual K #10 até cerca de dois terços do comprimento de trabalho estimado. Este é um passo decisivo na utilização do sistema rotativo, uma vez que são deduzidas informações importantes do ângulo e da anatomia do canal, juntamente com problemas anatómicos que podem influenciar o plano de tratamento, tais como canais confluentes ou divisores; além disso, é confirmado o acesso em linha reta. Com o estabelecimento do percurso de deslizamento, S1 foi o primeiro instrumento utilizado com um movimento de escovagem contra as paredes do canal no sentido de reposicionar o orifício do canal.

As limas de moldagem são utilizadas, tal como uma escova, para cortar lateral e seletivamente a dentina no curso de saída. A ação de corte de uma escova cria um espaço lateral que facilita que as lâminas de corte maiores, mais fortes e mais activas da lima de moldagem se desloquem com segurança e progressivamente para o interior do canal. Após algumas repetições com este movimento, foi iniciada a moldagem coronal com SX que resultou numa remoção generosa de dentina. O SX também foi utilizado em movimentos de escovagem e cada passagem resultou numa penetração mais profunda do instrumento, permitindo a remoção de todas as paredes dentinárias sobrepostas e a obtenção de uma forma coronal perfeita do canal radicular.

Após a coroa inicial, o comprimento de trabalho foi confirmado e a patência estabelecida. A patência é de grande importância e deve ser mantida durante todo o procedimento de moldagem. [134] S1 foi mais uma vez utilizado e movido cuidadosamente para o comprimento de trabalho, seguido de S2 utilizado numa ou duas passagens. Isto completou a preparação dos dois terços coronais do canal. As três limas de moldagem são caracterizadas por cones crescentes ao longo de todo o comprimento das suas lâminas de corte, permitindo um desempenho de corte controlado em secções especiais do canal radicular instrumentado.

A preparação apical foi efectuada com limas de acabamento utilizadas na sequência F1, F2 e

F3. As limas de acabamento são dominadas por diferentes diâmetros, #20,#25,#30 e uma conicidade fixa superior a 3 mm para terminar a preparação apical. As limas Pro Taper utilizadas na sequência específica, envolvem secções especiais do sistema de canais radiculares conforme a geometria e o desenho do instrumento o permitem. O acabamento dos instrumentos do canal radicular permite uma obturação previsível do sistema de canais radiculares.

Ruddle CJ (2002)[134] demonstrou que, com a utilização de instrumentos rotativos de Ni-Ti, o risco de separação dos instrumentos aumenta. Para minimizar o risco de separação, foi utilizado um motor endodôntico com controlo de binário (X-Smart; Dentsply Maillefer, Ballaigues, Suíça) com as limas rotativas, com valores de binário específicos para cada lima, conforme recomendado pelos fabricantes. Além disso, foi utilizado um quelante viscoso, Glyde , com cada instrumento para minimizar a força exercida sobre o instrumento. Pensa-se que a presença de smear layer residual após a preparação quimiomecânica é responsável pela fuga entre as paredes do canal radicular e o material de obturação. Num estudo, **Baumgartner JC e Mader CL (1987)**7 relataram uma remoção eficaz da smear layer com a utilização de NaOCl e EDTA como soluções de irrigação durante a instrumentação do canal radicular. Com base nesta informação, foi utilizado NaOCl a 5,25% e EDTA a 17% (Glyde) para remover a smear layer. Finalmente, os canais foram irrigados com solução salina normal para evitar os efeitos prolongados das soluções de EDTA e NaOCl.

A obturação dos canais radiculares após a limpeza e a moldagem é fundamental para evitar a reinfeção do espaço do canal radicular. Exemplos de técnicas habitualmente utilizadas para atingir este objetivo são a condensação lateral a frio (LC), a compactação vertical a quente (WVC) e os sistemas de suporte. No entanto, estas técnicas carecem de homogeneidade da massa de guta-percha; uma maior percentagem de cimento na porção apical do canal; má adaptação às paredes do canal radicular e extrusão apical de guta-percha (**Tasdemir T et al, 2009**).[155]

Para ultrapassar estas desvantagens, foram introduzidos cones de guta-percha que correspondem ao tamanho exato e à conicidade dos canais preparados com instrumentos rotativos. A técnica do cone único é simples, consome menos tempo e proporciona um selamento apical eficaz. **Wu MK et al (2006)**[168] , estudaram a fuga de obturações de cone único utilizando um selante à base de silicone durante 1 ano e concluíram que as obturações de cone único impediram o transporte de fluidos durante 1 ano. **Yilmaz Z et al (2009)**[173] compararam a fuga apical em canais radiculares preenchidos com as técnicas LC e SC (Single-Cone) e não registaram qualquer diferença entre as duas técnicas. Por conseguinte, no nosso estudo, utilizámos cones únicos correspondentes às limas rotativas ProTaper para obturação. Além disso, manteve a consistência experimental entre os grupos. O uso de um cone único acelerou o procedimento de obturação, minimizando a pressão aplicada às paredes do canal radicular (**Gomes BP et al, 2006**)[64] . A combinação de um único cone e cimento resulta numa massa uniforme que evita as lacunas observadas entre múltiplos cones. Além disso, a técnica SC maximiza a quantidade de guta-percha e minimiza a quantidade de cimento utilizado, como é necessário numa obturação ideal **(Kontakiotis EG et al, 1997)**.[94]

Para o presente estudo, no **Grupo A** foi utilizado o "EndoSequence BC sealer", enquanto que no **Grupo B** foi utilizado o "ProRoot MTA" juntamente com a técnica de guta-percha de cone único para a obturação.

O Agregado de Trióxido Mineral (MTA) é um cimento hidráulico que, em contacto com a água, forma um material não reabsorvível e dimensionalmente estável.[41] O MTA é um derivado do cimento de Portland, que é biocompatível, capaz de se adaptar à dentina e tem atividade antibacteriana. , ,[18,52,145,159] ,O ProRoot MTA está disponível como um pó muito fino que deve ser misturado com água esterilizada ou destilada; ambos os componentes são fornecidos pré-dosados para uma relação de massa água-pó de 0,35 ml/g.[38] As principais fases do pó branco não reagido de ProRoot MTA são o silicato tricálcico (51,9%), o silicato dicálcico (23,2%), o aluminato tricálcico (3,8%), o sulfato de cálcio di-hidratado (1,3%), a calcite, o óxido de bismuto (19,8%; como radiopacificador) e os óxidos de metais alcalinos (CaO, MgO) e os sulfatos de metais alcalinos $(K_2 SO_4 , Na_2 SO_4)$.[38]

Sendo o MTA um material bioativo, tem a capacidade de criar um ambiente ideal para a cicatrização, formando uma camada semelhante à apatite na sua superfície ao entrar em contacto com fluidos fisiológicos. **Sarkar NK et al (2005)[137]** preencheram canais radiculares e colocaram-nos em contacto com soro fisiológico tamponado com fosfato durante 2 meses. Relataram que se forma uma camada semelhante à hidroxiapatite (HA) na sua superfície que pode libertar cálcio e fósforo continuamente, um processo necessário para o metabolismo ósseo. Com base nos seus resultados, sugeriram que a biocompatibilidade, a capacidade de selamento e a atividade dentinogénica do MTA resultam das reacções físico-químicas entre o MTA e os fluidos dos tecidos durante a formação da HA. Foram registados valores de expansão de presa linear de 0,08% para o ProRoot MTA branco, o que aumenta a sua capacidade de selamento.[38]

Torabinejad M et al (1995)[158] demonstraram que o MTA tem a capacidade de estimular a deposição de tecido duro ao nível apical após a obturação do canal radicular. É possível que o óxido de cálcio observado no MTA reaja com os fluidos dos tecidos para formar hidróxido de cálcio, que é bem conhecido por estimular a deposição de tecido duro em diferentes situações experimentais. Se a obturação total for considerada como o objetivo ideal a atingir após o tratamento do canal radicular, os resultados obtidos com o MTA cumprem muito bem este objetivo. No entanto, **Parirokh M e Torabinejad M (2010)**[125] sugeriram que o enchimento excessivo com o cimento MTA pode ter um efeito adverso nos tecidos periapicais.

Uma vez que as revisões da literatura fornecem uma imagem muito promissora para o MTA, escolhemo-lo como selante para um grupo experimental (**Grupo B**). No entanto, algumas desvantagens do MTA incluem o potencial de descoloração, a presença de elementos tóxicos na composição do material, o custo elevado, a porosidade do cimento endurecido, a ausência de um solvente conhecido para este material, a dificuldade da sua remoção após a cura, o tempo de presa longo e as suas caraterísticas de manuseamento. A mistura resultante após a mistura do pó com água é difícil de manipular. A mistura é solta e arenosa e não adere facilmente aos instrumentos. O seu tempo de trabalho é de 4-5 minutos, durante os quais a mistura fica constantemente seca devido à evaporação da água. Este facto pode levar à formação de vazios e a uma menor adaptabilidade do MTA às paredes do canal radicular.

A fim de combater todas as desvantagens do MTA, para o **Grupo A**, foi selecionado outro material biocerâmico à base de silicato de cálcio, o "EndoSequence BC sealer" (também conhecido como iRoot SP), com base na alegação do fabricante de caraterísticas de manuseamento superiores. **Zhang H et al (2009)175** referiram que o ES é um selante quimicamente baseado em BioAggregate com propriedades físicas semelhantes ao MTA branco. O objetivo do cimento BC é melhorar a comodidade e o método de aplicação de um excelente cimento para os canais radiculares.[95] É um cimento pré-misturado hidráulico que elimina o potencial de consistência heterogénea durante a mistura no local. O cimento contém agentes de transporte não aquosos mas miscíveis em água, pelo que a pasta sem água não endurece quando armazenada na seringa e só endurece quando exposta a um ambiente aquoso (**Xu HH, 2007**).[169]

O EndoSequence BC Sealer (ES) é composto por componentes biocompatíveis e não tóxicos que incluem silicato tricálcico, silicato dicálcico, fosfatos de cálcio, sílica coloidal, pentóxido de tântalo, óxido de zircónio, fosfato de cálcio monobásico e hidróxido de cálcio. Utiliza óxido de zircónio como radiopacificador e veículos espessantes sem água para permitir que o selante seja fornecido sob a forma de uma pasta pré-misturada. Ao contrário dos cimentos de silicato de cálcio e fosfato de cálcio, os fosfatos de cálcio monobásicos são incluídos neste selante para facilitar a reação com o hidróxido de cálcio para produzir água e hidroxiapatite após a ativação do selante pela água. Tanto a água sorvida proveniente do ambiente externo como a produzida pela reação entre os fosfatos de cálcio e os hidróxidos de cálcio participam na hidratação do silicato de cálcio para gerar uma fase de hidrato de silicato de cálcio não biodegradável. A hidroxiapatite é co-precipitada dentro da fase de hidróxido de cálcio para produzir uma estrutura semelhante a um compósito, reforçando o cimento endurecido

(**Yang Q, 2002**).[170]

O BC sealer tem partículas de tamanho nanométrico que facilitam o fluxo para dentro dos túbulos dentinários, canais laterais e teias, o que ajuda a obter uma excelente adesão às paredes dentinárias do canal e, mais importante, forma uma ligação química com a dentina. Além disso, utiliza a água inerente aos túbulos dentinários para conduzir a reação de hidratação do material, encurtando assim o tempo de presa.[96] O tempo de presa do BC sealer varia entre 72 horas para atingir a presa inicial e 240 horas para atingir a presa final.[102] No entanto, alguns estudos afirmam que o MTA pode demorar até 4 semanas a curar completamente. A expansão de presa do ES foi registada como sendo de 0,20 por cento.[96]

Sagsen B et al (2011)[135] avaliaram a resistência de união push-out de dois novos cimentos endodônticos à base de silicato de cálcio nos canais radiculares de dentes extraídos e concluíram que o ES tem uma resistência de união significativamente mais elevada do que o MTA Fillapex. **Yuan Z et al (2010)**[174] verificaram que a expressão dos genes do colagénio tipo I, osteocalcina e osteopontina era significativamente maior no grupo da biocerâmica em comparação com o grupo do MTA.

O potente efeito antibacteriano do BC sealer é uma combinação de pH elevado, hidrofilicidade e a sua difusão ativa de hidróxido de cálcio. Com uma resistência de 70-90 MPa, excelente radiopacidade de 3,83mmAl (**Candeiro GTM, 2012**)[23] , estabilidade química em ambiente biológico, preenche quase todos os critérios para um selante ideal.

Koch K e Brave D (2009)[90] sugeriram que o ES deve ser utilizado como um selante e não como uma obturação porque as técnicas convencionais de retratamento podem não ser capazes de remover totalmente o selante. Este cimento cria uma vedação hermética perfeita e duradoura do terço apical e a sua osseocondutividade assegura condições para o fecho do tecido duro do orifício apical do canal radicular em tempo útil[95] . **Guven EP et al (2013)**[67] salientaram que, dadas as composições semelhantes do iRoot SP e do MTA, o EndoSequence pode induzir processos de reparação celular. Tem capacidade de mineralização e biocompatibilidade com células semelhantes a osteoblastos humanos.

Zhang W et al (2009)[176] descobriram que não havia diferença na capacidade de selar os canais radiculares entre o BC sealer utilizando a técnica de cone único e o AH plus utilizando a técnica de condensação de onda contínua. Além disso, a avaliação por MEV revelou que o ES e o AH Plus apresentavam arquitecturas que pareciam estar correlacionadas com o seu desempenho de selamento. Foram encontradas regiões sem lacunas e com lacunas nos canais preenchidos com ambos os materiais. Para além disso, sugeriram que o ES era uma pasta de cimento adequada para utilização na técnica de obturação de cone único.

As obturações neste estudo foram efectuadas com os respectivos selantes, após o que os dentes foram radiografados para avaliar o comprimento e a densidade da obturação. Uma vez que a diminuição do tamanho da radiolucência ao longo de um período de tempo tem sido o critério para verificar o resultado do tratamento, as medições da radiolucência periapical foram feitas e registadas nesta fase para comparações posteriores.[179] O paciente foi chamado de novo ao fim de uma semana para avaliação clínica e colocação da restauração definitiva. Se o paciente se sentisse confortável, era efectuada a restauração final com compósito.

Foi pedido aos doentes que se apresentassem para um novo controlo após 3, 6 e 9 meses. Os doentes foram seguidos até um período de 9 meses, uma vez que a quantidade máxima de calcificação óssea na área periapical ocorreu nessa altura. **Coolidge ED e Kessel RG (1956)33** afirmaram que o tempo necessário para a resolução de uma radiolucência periapical variava de 6 meses a vários anos, com a recalcificação ocorrendo aos 6 meses em pessoas muito jovens e até 5 anos em adultos de meia-idade. **Goldman M et al (1974)[62]** no seu estudo expressou que a evidência radiográfica de uma ponte de tecido duro aparecerá em 3 meses.

Em cada rechamada, os doentes foram examinados clínica e radiograficamente para verificar a diminuição do tamanho da radiolucência.

Clinicamente, os doentes foram examinados no que diz respeito à dor pós-operatória à palpação, à sensibilidade à percussão, à presença ou ausência de sinusite e/ou inchaço. Os resultados clínicos após um período de observação de 3, 6 e 9 meses, tanto no **Grupo A** como **no Grupo B,** revelaram um sucesso de 100%.

(Quadro I, II)

Esses achados estão de acordo com os de **Ingle JI (1956)80** , que relatou 97,26% de sucesso do tratamento endodôntico na avaliação clínica.

O método clínico de avaliação do tratamento do canal radicular, por si só, não é suficiente, pois tem-se verificado que, por vezes, o paciente está confortável clinicamente, embora não se observe formação óssea radiograficamente, o que pode, após um longo período, levar ao fracasso do tratamento. Por conseguinte, o acompanhamento incluiu também a avaliação radiográfica.

Para a avaliação radiográfica, o tamanho da radiolucência periapical foi medido em milímetros através do cálculo da média das dimensões verticais e horizontais máximas da área radiolucente utilizando um **Corel Draw**

Graphic Suite Versão 14. As medidas de cada acompanhamento foram comparadas com a radiografia pós-operatória imediata e a diminuição do tamanho da radiolucência foi tabulada.

Os resultados do presente estudo revelaram que no **Grupo A** (EndoSequence BC sealer), a redução média do tamanho da radiolucência foi de 1,190 mm, 2,966 mm e 4,106 mm após 3, 6 e 9 meses, respetivamente. No **Grupo B** (ProRoot MTA), a diminuição média da radiolucência aos 3, 6 e 9 meses foi de 0,967 mm, 2,367 mm e 3,684 mm. Uma vez que o tamanho médio pré-operatório da radiolucência para os vários grupos não era constante, a comparação da redução percentual é mais relevante do que a diminuição linear do tamanho da radiolucência. No estudo, observou-se que no **Grupo A** a redução percentual da radiolucência periapical foi de 18,87%, 47,91% e 65,99% após 3, 6 e 9 meses, respetivamente, enquanto no **Grupo B** a redução percentual da radiolucência média foi de 16,73%, 41,09% e 63,94% após 3, 6 e 9 meses. **(Tabela III, IV, Fotografia 15, 16, Figura 1)**

A partir destes resultados, é evidente que, no final do acompanhamento, foi observada uma redução em todos os casos de ambos os grupos, embora os valores mais elevados de redução tenham sido encontrados no **Grupo A**. A possível razão para uma maior redução percentual no ES pode dever-se ao seu baixo ângulo de contacto, que permite que o cimento se espalhe facilmente sobre as paredes de dentina do canal radicular. Além disso, as partículas nanométricas de ES penetraram nos túbulos dentinários, conseguindo uma excelente adesão e formando a ligação química para melhorar o selamento. No entanto, **Komabayashi T e Spanberg LS (2008)**[93] referiram que o diâmetro das partículas do ProRoot MTA era de 2,44-3,05 pm. **Garberoglio R e Brannstrom M (1976)**[60] mostraram que o diâmetro dos túbulos dentinários é de 0,9-2,5 pm em diferentes níveis do canal radicular num estudo de microscopia eletrónica de varrimento. Consequentemente, o tamanho das partículas do MTA pode não ser adequado para a penetração total nos túbulos. Além disso, a falta de pegajosidade do cimento misto e o facto de a mistura ser solta e arenosa pode dificultar a eliminação de espaços vazios e a adaptação às paredes do canal radicular. Para além disso, a expansão de presa experimentada é maior no ES (0,20%) em comparação com o ProRoot MTA (0,08%).

Quando os dados foram submetidos à **análise de variância (ANOVA)** para avaliar a significância da diferença entre os diferentes períodos de tempo e os grupos, verificou-se que a diminuição média da radiolucência do pós-operatório imediato para cada intervalo, ou seja, 3, 6 e 9 meses, foi altamente significativa (p<0,001) dentro do grupo. No entanto, a interação entre os grupos e os intervalos de tempo não foi significativa (p>0,05), o que significa que as alterações na radiolucência média em diferentes pontos no tempo foram semelhantes para ambos os grupos. O processo de cicatrização foi claramente observado aos 3 meses de seguimento e continuou durante todo o período de seguimento, indicando que a dinâmica da cicatrização foi semelhante em ambos os grupos de selantes. (**Tabela V, VI, VII**)

Além disso, quando se efectuou a comparação da percentagem de redução da radiolucidez entre **o Grupo A** e o **Grupo B**, verificou-se que a diferença era estatisticamente insignificante (p>0,05), o que significa que ambos os selantes têm uma capacidade de cicatrização comparável. (**Tabela VIII**).

Kossev D e Stefanov V (2009)[96] trataram dentes com grandes radiolucências periapicais com BC sealer e observaram uma recuperação óssea significativa no prazo de um mês após o tratamento. Além disso, os pacientes com dor aguda sentiram um alívio completo em poucas horas após a obturação. **Pradhan DP et al (2006)**[130] revelaram que o MTA cicatrizou radiolucências periapicais num período de tempo significativamente mais curto em comparação com o $Ca(OH)_2$

Holland R et al (1999)75 verificaram que o MTA induziu consistentemente o encerramento do forame apical principal através da deposição de novo cimento com ausência de células inflamatórias, após 6 meses, quando utilizado como selante do canal radicular em dentes de cão.

Christiansen R et al (2009)[30] compararam a cicatrização periapical após a ressecção da extremidade da raiz, seguida de preenchimento da extremidade da raiz com MTA ou alisamento da guta-percha ortograda apenas e relataram um resultado de cicatrização significativamente mais elevado no grupo tratado com MTA.

Com base nos resultados do presente estudo e comparando-os com os dos estudos anteriores, pode inferir-se que ambos os selantes têm uma capacidade de cicatrização bem sucedida e comparável.

PARTE II (ESTUDO EX-VIVO)

O estudo ex-vivo foi efectuado em trinta e oito pré-molares mandibulares de raiz única extraídos, recolhidos aleatoriamente do departamento de Cirurgia Oral e Maxilofacial do Punjab Govt. Dental College and Hospital, Amritsar, e também de médicos privados. Os Centros de Controlo e Prevenção de Doenças (CDC) recomendam que os dentes extraídos para fins de estudo sejam limpos e desinfectados antes de serem utilizados, esfregando-os para remover detritos e imergindo-os em hipoclorito de sódio.[97] Seguindo as recomendações, os dentes foram desbridados com instrumentos de raspagem manual. Em seguida, foram imersos em hipoclorito de sódio por trinta minutos e armazenados em formol a 10% em temperatura ambiente até o momento do estudo.

As coroas foram cortadas na junção cemento-esmalte para preparar convenientemente o canal radicular. Após o comprimento de trabalho ter sido estabelecido passando a lima tipo K nº 10 no canal radicular e subtraindo 1 mm do ponto em que era visível no forame apical, os dentes foram divididos em dois grupos, ou seja, **o Grupo A** e **o Grupo B** com 15 dentes cada. Em

No **Grupo A** foi utilizado o "EndoSequence BC sealer" e no **Grupo B** o "ProRoot MTA" juntamente com a técnica de guta-percha de cone único.

Os canais radiculares foram limpos, preparados e obturados da mesma forma que num estudo in vivo. Após a obturação, as raízes foram armazenadas em gaze estéril humedecida com solução salina estéril para manter a hidratação, assegurar a fixação completa dos selantes durante 1 semana, diminuir o tempo de fixação final e não afetar a microdureza do selante. Da mesma forma, **Nair U et al (2011)**[114] armazenaram os espécimes num humidificador durante 7 dias para permitir a fixação dos selantes. **Loushine BA et al (2011)**[102] revelaram que, com o aumento da quantidade de água durante a presa do cimento EndoSequence BC, houve um aumento do tempo de presa inicial (180 horas), uma diminuição da microdureza do cimento e a formação de uma matriz mais porosa. Por isso, as amostras do presente estudo foram armazenadas em gaze umedecida por 7 dias.

Várias metodologias in vitro são utilizadas para estimar a qualidade do selamento, geralmente medindo a microinfiltração que permite a penetração do agente marcador no canal obturado. Os marcadores normalmente utilizados são corantes, radioisótopos, bactérias e seus produtos, como as endotoxinas. No passado, as fugas eram avaliadas através de metodologias de penetração de corantes, utilizando uma variedade de pigmentos como o azul de metileno e as tintas da Índia e Pelicano (**De Bruyne MA et al, 2005**).[39] No entanto, a fiabilidade, reprodutibilidade e relevância clínica destes materiais é questionável.[165] Alguns investigadores discordam da utilização destes corantes porque têm pesos moleculares baixos e, consequentemente, podem penetrar em locais onde as proteínas e as bactérias não conseguem (**Barthel CR et al, 1999**).[5] Além disso, a penetração do corante não é uniforme em torno das margens da obturação (**Camps J e Pashley D, 2003**).[22]

As bactérias aproximam-se mais do que acontece clinicamente em termos de fuga.[5] **Timpavat S et al (2001)**[156] sugeriram a utilização de bactérias para avaliar a fuga porque se considera que tem maior relevância clínica e biológica do que o método de penetração de corante. Além disso, **Goldman M et al (1989)**[63] salientaram que as bactérias tinham um desempenho melhor do que a penetração de corante para a fuga de materiais hidrofílicos e que os corantes podiam dar uma leitura falsa positiva se as suas moléculas fossem suficientemente pequenas.

Wu MK et al (1998)[167] demonstraram que o corante azul de metileno pode ficar descolorido ao longo do tempo após o contacto com vários materiais dentários, incluindo o MTA. Por conseguinte, a penetração da solução de corante descolorido ao longo do material de preenchimento pode não ser detectada, tornando os valores de corante medidos pouco fiáveis. Em relação ao MTA, verificaram uma diminuição de 84% nos valores de densidade ótica do azul de metileno após 24 horas de contacto com o cimento. Isto pode ser resultado do facto de o corante azul de metileno se tornar instável na presença de álcalis, como o hidróxido de cálcio. **Fridland M e Rosado R (2003)**[55] descobriram que o hidróxido de cálcio era o principal composto químico libertado pelo MTA na água. Este pode ser o culpado pela descoloração relativamente rápida do corante azul de metileno quando entra em contacto com o MTA.

Existem factores como a carga iónica, o pH, as alterações de temperatura e a capacidade dos micróbios viáveis de alterarem a sua forma e tamanho e de se moverem ativamente, duplicarem ou crescerem, o que pode desempenhar um papel no canal radicular que não pode ser representado por uma solução corante aquosa. Por conseguinte, o estudo da fuga bacteriana foi escolhido para avaliar a capacidade de selamento do "EndoSequence BC sealer" e do "ProRoot MTA".

As amostras de raízes do **Grupo A** e do **Grupo B** foram revestidas com verniz de unhas, exceto nos 1-2mm apicais, para selar os outros portais de entrada. O sistema utilizado no presente estudo era constituído por duas câmaras que separavam completamente os aspectos apicais e coronais das amostras. A câmara superior era constituída por um frasco eppendorf com o espécime dentário suspenso pela sua extremidade cortada. A câmara inferior do aparelho foi criada pela ponta da raiz e pela extremidade inferior do frasco transparente. As junções do aparelho foram seladas com cola de cianoacrilato e cera pegajosa para o tornar completamente à prova de fugas. Todo o aparelho foi submetido a esterilização com trióxido de etileno, uma vez que é um método eficaz de esterilização para materiais sensíveis ao calor.

Na câmara inferior do aparelho, verteu-se caldo de soja tripticase autoclavado. Na câmara superior do aparelho, foi inoculado caldo de soja tripticase juntamente com saliva humana natural numa proporção de 1:3. A turvação do caldo na câmara inferior é a indicação de contaminação por microoraganismos e quebra do selo apical.

Embora tenham sido utilizados vários caldos na literatura, preferiu-se o caldo de soja com tripticase por se tratar de um meio altamente nutritivo utilizado para o cultivo de uma grande variedade de organismos. O caldo de soja tripticase é composto por digestão pancreática de caseína (17,0 g/lt), digestão papaica de farinha de soja (3,0 g/lt), cloreto de sódio (5,0 g/lt), dextrose (2,5 g/lt) e fosfato de potássio dibásico (2,5 g/lt). A combinação de digesta pancreática e farinha de soja torna o meio nutritivo, fornecendo aminoácidos e péptidos de cadeia longa para o crescimento dos microrganismos. A dextrose e o potássio dibásico servem de fonte de hidratos de carbono e de tampão, respetivamente, no meio. O cloreto de sódio mantém o equilíbrio osmótico do meio.

Para a inoculação das amostras de teste, foram utilizadas muitas estirpes diferentes de bactérias; no entanto, no nosso estudo, foi utilizada saliva humana natural e uma mistura de caldo. A saliva humana natural tem algumas vantagens em relação às culturas bacterianas. Ela supera várias espécies bacterianas diferentes, alta densidade bacteriana e produtos bacterianos, enzimas, proteínas e outros elementos não fornecidos pelos meios de cultura. Assim, a utilização do teste de extravasamento de saliva é vantajosa até certo ponto, porque se aproxima muito da situação clínica real.

A saliva foi recolhida de um dador saudável e armazenada num tubo de vidro esterilizado, misturada com o caldo. O caldo satisfazia as necessidades nutricionais das bactérias presentes na saliva. Além disso, o caldo com microrganismos (saliva) na câmara superior foi mudado de 7 em 7 dias para garantir a presença de bactérias viáveis durante todo o período de teste de trinta dias. O sistema foi armazenado numa incubadora a 37^0 C e 100% de humidade. A câmara inferior do aparelho foi examinada diariamente para detetar qualquer alteração da opacidade (turvação) do caldo. No dia em que a turvação aparecia em diferentes amostras, o tempo de turvação era registado para cada amostra e a amostra era descartada.

Os resultados do presente estudo indicaram que a turvação do caldo foi encontrada em 5 raízes do **Grupo A** (33,33%) e em 6 raízes do **Grupo B** (40%) no final de 30 dias. (**Tabela IX**)

Das 5 amostras de raízes do **grupo A**, uma amostra apresentou turvação após 7 dias, uma após 10 dias, uma após 15 dias, uma após 23 dias e uma após 29 dias. Das 6 amostras do **Grupo B**, uma amostra apresentou turvação após 7 dias, uma após 8 dias, uma após 14 dias, uma após 15 dias, uma após 20 dias e uma após 22 dias. Todas as raízes (100%) do grupo de controlo positivo apresentaram turvação do caldo em 48 horas. As raízes do grupo de controlo negativo não apresentaram turvação do caldo durante todo o período de observação, o que significa que os modelos ex-vivo funcionaram adequadamente. (**Quadro X, XI, Figura 2**)

Os resultados do nosso estudo sugerem que a percentagem de espécimes sem fugas foi maior para o **Grupo A** (vedante EndoSequence BC) quando comparado com o **Grupo B** (ProRoot MTA). Além disso, foi observada uma turvação mais rápida nas amostras com ProRoot MTA do que com o cimento EndoSequence BC (ES). Este facto pode dever-se à melhor capacidade de selagem do ES em comparação com o MTA. A resistência de ambos os selantes à penetração das bactérias foi melhor quando comparada com o grupo de controlo positivo, no qual não foi utilizado qualquer selante.

Contudo, na avaliação estatística, aplicando **o teste** não paramétrico **de Mann-Whitney**, verificou-se que a diferença entre os dois grupos é estatisticamente insignificante, o que implica que os vedantes têm uma capacidade de vedação comparável. (**Quadro XII**)

Os resultados do presente estudo estão em concordância com os resultados de **Nair U et al (2011)**[114] que compararam a capacidade de selagem do EndoSequence e do ProRoot MTA utilizando o modelo de fuga bacteriana e não encontraram diferenças significativas entre os grupos.

No entanto, os resultados do presente estudo não estão de acordo com **Hirschberg CS et al (2013)**73 , que concluíram que as amostras no grupo ES vazaram significativamente mais do que as amostras no grupo MTA. Não é possível fazer uma comparação direta entre os dois estudos devido à diferença de metodologia. No seu estudo, os autores suspenderam as amostras com obturações da extremidade da raiz sem obturações do canal diretamente em frascos para o teste de fuga bacteriana e colocaram-nas na incubadora com a extremidade coronal da amostra do dente descoberta. Este método permitiu a fuga através do encontro direto com o material de obturação da extremidade da raiz.

Além disso, antes da suspensão, as amostras foram armazenadas em gaze humedecida durante 48 horas, ao passo que **Loushine BA et al (2011)**[102] demonstraram que o tempo de presa inicial do selante EndoSequence BC é de 72 horas. Como o endurecimento inicial do ES pode não ter ocorrido adequadamente após o armazenamento a 100% de humidade durante 48 horas, consequentemente, mais amostras de ES vazaram em comparação com o MTA.

Zhang W et al (2009)[176] investigaram a capacidade de selamento do iRootSP e observaram que era equivalente ao cimento AH Plus. O iRoot SP é também conhecido como o cimento EndoSequence BC, pelo que as qualidades superiores e a capacidade de manuseamento do ES fazem dele um novo e inovador cimento para canais radiculares.

A partir dos resultados acima, pode inferir-se que o desempenho do ES e do MTA, quando utilizados como selantes de canais radiculares, foi comparável tanto no estudo in-vivo como no estudo ex-vivo. Os resultados do estudo ex-vivo são autenticados pelo comportamento clínico semelhante de ambos os cimentos.

Pitt Ford TR et al (1989)[128] e Sonat B et al (1990)[148] , nos seus respectivos estudos, demonstraram que a cicatrização clínica e radiográfica ocorre na maioria dos casos com a utilização de selantes que contêm agentes menos irritantes nas suas fórmulas. Vários estudos de biocompatibilidade e citotoxicidade que foram efectuados comparando o EndoSequence BC sealer e o ProRoot MTA demonstraram que estes materiais são altamente biocompatíveis.

AlAnezi AZ et al (2010)[1] foi o primeiro a avaliar a citotoxicidade dos dois materiais e demonstrou que os dois materiais apresentavam uma viabilidade celular semelhante. Para além disso, a citotoxicidade do EndoSequence foi semelhante à do MTA, tanto em condições de mistura fresca como em condições de presa. **Damas BA et al (2011)[36]** estudaram a citotoxicidade do EndoSequence e de duas marcas diferentes de MTA e fibroblastos dérmicos humanos utilizando o ensaio MTT. Mostraram que todos os materiais tinham viabilidade celular acima de 91,8% e, no geral, não houve diferença estatística significativa entre os materiais. Resultados semelhantes foram relatados por **Ciasca M et al (2012)[31]** que ambos os materiais apresentaram citotoxicidade semelhante e insignificante e a capacidade de induzir a expressão de citocinas. Por conseguinte, estes dois materiais, pelo facto de conterem materiais menos irritantes, promovem a cicatrização dos tecidos, tal como demonstrado no presente estudo.

O MTA tem sido o material de eleição para terapias endodônticas devido à sua elevada capacidade de mineralização e relativamente poucas reacções inflamatórias na utilização clínica. Além disso, as interações entre o MTA e as células semelhantes a osteoblastos humanos, cementoblastos, fibroblastos do ligamento periodontal e fibroblastos gengivais demonstraram a sua capacidade de deposição de tecido duro. **Gandolfi MG et al (2011)59** detectaram que mesmo o EndoSequence BC sealer tem a capacidade de promover a diferenciação de células estaminais mesenquimais orofaciais humanas devido à sua compatibilidade. Isto resulta na promoção da cicatrização periapical quando é utilizado clinicamente. Num estudo comparativo realizado por **Guven EP et al (2013)66** , foi demonstrado que tanto o MTA como o EndoSequence têm "capacidade de formação de apatite". A semelhança na composição e nas propriedades físico-químicas do iRoot SP e do MTA pode ter causado um selamento estanque na região apical (**Ulusoy OIA et al, 2011**)[161] que deve ter sido responsável pela cicatrização das radiolucências periapicais observadas no nosso estudo. Para além disso, ambos os selantes apresentam uma expansão de presa que melhora o seu selamento.[37] , [95]

Ghoneim AG et al (2011)[61] avaliaram a resistência à fratura de raízes obturadas com vários sistemas contemporâneos de obturação de canais. Foi observado que o ES é um selante promissor em termos de aumento da resistência à fratura in-vitro de raízes tratadas endodonticamente, particularmente quando acompanhado de cones de guta-percha ActiV.

Candeiro GTM et al (2012)[23] avaliaram as propriedades físico-químicas do cimento biocerâmico para canal radicular EndoSequence. Observou-se que ele apresentou radiopacidade e fluidez de acordo com as recomendações da norma ISO 6786/2001. A análise de outras propriedades, como fluxo, pH e libertação de iões de cálcio, demonstrou propriedades favoráveis para um cimento de canal radicular.

Bogen G e Kuttler S (2009)[11] afirmaram que o cimento MTA curado cria uma vedação potencialmente impermeável que pode ser difícil de penetrar pelos microrganismos. Esta propriedade seladora única, combinada com um pH inicialmente elevado que aumenta para 12,5 após a polimerização, pode proporcionar um mecanismo adequado para o sepultamento, neutralização e inibição de bactérias no sistema de canais. Estes factores são importantes quando se considera o tratamento não cirúrgico para pacientes com grandes lesões periapicais. Num estudo prospetivo de uma série de casos em 276 dentes com MTA branco, **Saunders WP (2008)**[138] relatou 88,8% de sucesso clínico e radiográfico após 4 a 72 meses.

A literatura está repleta de casos que demonstraram insucesso após longos períodos de observação e os insucessos foram atribuídos, na sua maioria, ao facto de a obturação do canal radicular ter ficado com fugas devido à solubilidade do cimento. Assim, é razoável dizer que o cimento que tem baixa solubilidade deve ser preferido. O EndoSequence e o MTA são ambos insolúveis; quimicamente estáveis após a presa e demonstraram uma capacidade de selamento comparável no presente estudo. **LovatoKF e Sedgley CM (2011)**[103] sugeriram que os materiais biocerâmicos (ES) com um tempo de presa mais curto e consistência uniforme durante a colocação podem constituir uma alternativa útil ao MTA com caraterísticas de manuseamento melhoradas.

Assim, o cimento EndoSequence BC, à base de uma composição de nanopartículas de silicato de cálcio sem alumínio, é um cimento hidráulico injetável, conveniente, insolúvel, radiopaco, biocompatível, osteocondutor e pronto a usar, podendo ser recomendado como potencial cimento obturador do canal radicular para o tratamento endodôntico. No entanto, antes de se poder chegar a uma conclusão definitiva, deve ser efectuada uma avaliação clínica mais prolongada com um maior número de amostras para avaliar a eficácia do material.

Capítulo 4. Resumo e conclusões

Os materiais à base de silicato de cálcio, como o ProRoot MTA, apresentam uma capacidade de selamento adequada. O EndoSequence BC sealer é uma pasta de cimento recentemente desenvolvida, com maior comodidade e entrega, com propriedades físico-químicas semelhantes às do MTA.

• Por conseguinte, o objetivo do presente estudo foi avaliar a capacidade de selagem do "EndoSequence BC sealer" com o "ProRoot MTA" quando utilizados como selantes de canais radiculares, tanto in vivo como ex-vivo.

• Para a **Parte I (estudo in vivo)**, foram selecionados trinta dentes posteriores mandibulares permanentes com radiolucência definida de pacientes saudáveis que visitaram o Departamento de Dentisteria Conservadora e Endodontia do Punjab Govt. Dental College and Hospital, Amritsar. Os dentes selecionados foram divididos em dois grupos, **o Grupo A e o Grupo B**, com 15 dentes cada.

• No **Grupo A** foi utilizado o "EndoSequence BC sealer com Guttapercha de cone único" e no **Grupo B** o "ProRoot MTA com Guttapercha de cone único" para obturação após a preparação dos canais com a técnica Crown-Down utilizando limas ProTaper rotativas.

• Os doentes foram chamados de volta aos 3, 6 e 9 meses e avaliados clínica e radiograficamente. Em cada consulta de seguimento, os doentes foram examinados clinicamente no que diz respeito a qualquer dor à palpação, sensibilidade à percussão, presença/ausência de inchaço e/ou sinusite. Clinicamente, todos os pacientes estavam normais e relataram 100% de sucesso (**Tabela I e II**).

• A alteração do tamanho da área radiolucente em cada recordatório foi medida a partir da radiografia utilizando **o Corel Draw Graphic Suite versão 14** e comparada com o tamanho da radiolucência registada no período pós-operatório imediato.

• Os resultados do presente estudo revelaram que, no **Grupo A,** a diminuição média da radiolucência após 3, 6 e 9 meses foi de 1,190 mm (18,87%), 2,966 mm (47,91%) e 4,106 mm (65,99%), respetivamente. No **Grupo B**, após 3, 6 e 9 meses, a diminuição média do tamanho da área radiolucente foi de 0,967 mm (16,73%), 2,367 mm (41,09%) e 3,684 mm

(63,94%), respetivamente (**Tabela III, IV, Fotografia 15,16**).

• A partir destes resultados, é evidente que, no final do acompanhamento, foi observada uma redução em cada intervalo para ambos os grupos, embora os valores mais elevados para a redução global tenham sido encontrados no **Grupo A** (65,99%) do que no **Grupo B** (63,94%).

• No entanto, na avaliação estatística, aplicando **a Análise de Variância (ANOVA)**, verificou-se que esta diferença era estatisticamente insignificante, indicando que o padrão de radiolucência era amplamente semelhante entre os dois grupos. (**Tabela V, VI, VII, VIII**)

• A **Parte II (estudo ex-vivo)** foi efectuada em 38 dentes posteriores mandibulares recolhidos no departamento de Cirurgia Oral e Maxilofacial, Punjab Govt. Dental College and Hospital, Amritsar e em médicos privados.

• Os dentes selecionados foram divididos aleatoriamente em dois grupos experimentais, **Grupo A** e **Grupo B**, com 15 dentes cada, como num estudo in vivo, e dois grupos de controlo com 4 dentes cada.

• Os canais radiculares dos dentes selecionados foram preparados e obturados em grupos e armazenados durante 1 semana em gaze esterilizada humedecida para permitir a fixação dos selantes.

• Após a aplicação de verniz para unhas, com exceção dos 2 mm apicais, os espécimes foram suspensos nos modelos de fuga bacteriana preparados para o estudo e incubados durante 30 dias. A esterilização foi mantida em cada etapa do estudo ex-vivo.

• As amostras foram observadas diariamente durante todo o período de teste para verificar quaisquer alterações na opacidade do caldo de Trypticase soy na câmara inferior do aparelho. Quando aparecia turvação em qualquer amostra, o dia do aparecimento da turvação em cada amostra era registado e a amostra era rejeitada.

• Os resultados do estudo mostraram que 5 amostras vazaram no **Grupo A** (33,33%) e 6 amostras vazaram no **Grupo B** (40%). Os resultados deste estudo sugerem que a percentagem de espécimes sem fugas foi maior no **Grupo A do** que **no Grupo B**. Além disso, observou-se uma turvação mais rápida nas amostras com ProRoot MTA do que com o vedante EndoSequence BC. As amostras do grupo de controlo positivo apresentaram 100% de fuga. (**Tabela IX, X, XI**)

No entanto, ao aplicar o teste de **Mann-Whitney**, verificou-se que a diferença era estatisticamente insignificante entre os grupos experimentais (**Quadro XII**).

• Nas condições do presente estudo, pode concluir-se que o "EndoSequence BC Sealer" tem uma capacidade de selagem comparável à do "ProRoot MTA", tanto num estudo in vivo como ex vivo.

• O "EndoSequence BC Sealer", sendo um selante biocerâmico nanoparticulado antibacteriano, hidrofílico, bioativo, biocompatível, sem alumínio e com caraterísticas de manuseamento superiores, pode ser recomendado para utilização clínica. No entanto, antes de se poderem tirar conclusões definitivas, devem ser encorajados estudos meticulosos, um maior número de amostras e uma avaliação clínica mais prolongada para avaliar a eficácia destes vedantes e o seu potencial para obter o fecho hermético.

Bibliografia

1. **AlAnezi AZ, Jiang J, Safavi KE, Spanberg LSW e Zhu Q.** Avaliação da citotoxicidade do material de reparação radicular EndoSequence. Oral Surg Oral Med Oral Pathol Oral Radiol Endod 2010; 109: e122- e25.

2. **Al-Hezaimi K, Naghshbandi J, Oglesby S, Simon JHS e Rotstein Ilan.** Penetração da saliva humana em canais radiculares obturados com dois tipos de cimentos de agregado de trióxido mineral. J Endod 2005; 31(6): 453-56.

3. **Assmann E, Scarparo RK, Bottcher DE e Grecca FS.** Resistência de união à dentina de dois selantes à base de agregado de trióxido mineral e um à base de resina epóxi. J Endod 2012; 38(2): 219-21.

4. **Barnett F, Trope M, Rooney J e Tronstad L.** Capacidade de selamento in vivo de cimentos para canais radiculares contendo hidróxido de cálcio. Endod Dent Traumatol 1989 ; 5 : 23-26

5. **Barthel CR, Moshonov J, Shuping G e Orstavik D.** Fuga bacteriana versus fuga de corante em canais radiculares obturados. Int Endod J 1999;32:370-75

6. **Barthel CR, Zaritzki FF, Raab WHM e Zimmer S.** Fuga bacteriana em raízes preenchidas com diferentes medicamentos e seladas com cavit. J Endod 2006; 32(2) : 127-29

7. **Baumgartner JC e Mader CL.** Uma avaliação microscópica eletrónica de varrimento de quatro regimes de irrigação de canais radiculares. J Endod 1987;13:147-57

8. **Belio-Reyes IA, Bucio L e Cruz-Chavez E.** Composição de fases do agregado de trióxido mineral ProRoot por difração de raios X em pó. J Endod 2009; 35(6): 875-78.

9. **Bin CV, Valera MC, Camargo SEA, Rabelo SB, Silva GO, Balducci I e Camargo CHR.** Citotoxidade e genotoxicidade de cimentos para canal radicular à base de agregado de trióxido de mineral. J Endod 2012; 38(4): 495-00.

10. **Bird DC, Komabayashi T, Guo L, Opperman LA e Spears R.** Avaliação in vitro da penetração nos túbulos dentinários e da capacidade de biomineralização de um novo material de obturação da extremidade radicular. J Endod 2012; 38(8): 1093-96.

11. **Bogen G e Kuttler S.** Obturação com agregado de trióxido mineral: uma revisão e uma série de casos. J Endod 2009;35: 777-90

12. **Borges RP, Sousa-Neto MD, Versiani MA,Rached-Junior FA, De-Dues G e Miranda CES**. Alterações na superfície de quatro materiais endodônticos contendo silicato de cálcio e um cimento à base de epoxirresina após um teste de solubilidade. Int Endod J 2012; 45 : 419-28

13. **Briseno BM e Willerhausen B**. Citotoxicidade do cimento obturador do canal radicular em fibroblastos gengivais humanos. III. Selantes à base de hidróxido de cálcio. J Endod 1992; 18(3): 110-13

14. **Bryan TE, Khechen K, Brackett MG, Messer RLW, El-Awady A, Primus CM, Gutmann JL e Tay FR.** Potencial osteogénico in vitro de um selante de canal radicular experimental à base de silicato de cálcio. J Endod 2010; 36(7): 1163-69.

15. **Camelleri J, Gandolfi MG e Prati C.** Capacidade de selamento dinâmico do cimento MTA para canais radiculares. Int Endod J 2010; 44: 9-20.

16. **Camilleri J e Mallia B.** Avaliação das alterações dimensionais do selante de agregados de trióxido mineral. Int Endod J 2011; 44: 416-24.

17. **Camilleri J, Gandolfi MG, Siboni F e Prati C.** Capacidade de selamento dinâmico do cimento MTA para canais radiculares. Int Endod J 2011; 44: 9-20.

18. **Camilleri J, Montesin FE, Brady K, Sweeney R, Curtis RV e Pitt Ford TR**. A constituição do agregado de trióxido mineral. Dent Mater 2005; 21: 297-03

19. **Camilleri J.** Avaliação de propriedades selecionadas do cimento selador de agregados de trióxido mineral. J Endod 2009; 35(10): 1412-17.

20. **Camilleri J.** Avaliação do efeito das propriedades intrínsecas do material e das condições ambientais na estabilidade dimensional do agregado trióxido de mineral branco e do cimento Portland. J Endod 2011; 37(2): 239-45.

21. **Camilleri J.** Caraterísticas de hidratação de cimentos de silicato de cálcio com radiopacificadores alternativos utilizados como materiais de preenchimento de extremidades radiculares. J Endod 2010; 36(3): 502-08.

22. **Camps J e Pashley D**. Fiabilidade dos estudos de penetração de corantes. J Endod 2003; 29: 592-94

23. **Candeiro GTM, Correia FC, Duarte MAH, Ribeiro-Siqueira DC e Gavini G.**

Avaliação da radiopacidade, pH, libertação de iões de cálcio e fluxo de um cimento biocerâmico para canais radiculares. J Endod 2012; 38(6): 842-45.

24. **Cantatore G.** Obturação e preservação do canal radicular. Clin Real 2004; 15(1) : 33-53

25. **Chang SW, Baek SH, Yang HC, Seo DG, Hong ST, Han SH, Lee Y, Gu Y, Kwon HB, Lee W, Bae KS e Kum KY.** Análise de metais pesados do MTA orto e do MTA ProRoot. J Endod 2011; 37: 1673-76.

26. **Chen CC, Ho CC, Chen CHD, Wang WC e Ding SJ.** Bioatividade in vitro e biocompatibilidade dos cimentos de silicato dicálcico para uso endodôntico. J Endod 2009; 35(11): 1554-57.

27. **Chen CL, Huang TH, Ding SJ, Shie MY e Kao CT.** Comparação dos efeitos biológicos do cimento de cálcio e silicato e do agregado de trióxido mineral e da expressão de marcadores ósseos em células MG63. J Endod 2009; 35(5): 682-85.

28. **Chen CL, Kao CT, Ding SJ, Shie MY e Huang TH.** Expressão do marcador inflamatório ciclo-oxigenase-2 em células da polpa dentária cultivadas com agregado de trióxido mineral ou cimentos de silicato de cálcio. J Endod 2010; 36(3): 465-68.

29. **Chiang TY e Ding SJ.** Propriedades físico-químicas e biocompatíveis comparativas do cimento de silicato dicálcico radiopaco e do agregado de trióxido de mineral. J Endod 2010; 36: 1683-87.

30. **Christiansen R, Kirkevang LL, Horsted-Bindslev P e Wenzel A.** Ensaio clínico aleatório de ressecção da extremidade radicular seguida de obturação da extremidade radicular com agregado de trióxido mineral de alisamento da obturação radicular endodôntica de guta-percha - 1 ano de seguimento. Int Endod J 2009; 42: 105-14

31. **Ciasca M, Aminoshariae A, Montagnese T e Mickel A.** Uma comparação da citotoxicidade e da produção de citocinas pró-inflamatórias do material de reparação radicular EndoSequence e do agregado de trióxido mineral ProRoot em cultura de células de osteoblastos humanos utilizando a reação em cadeia da polimerase com transcriptase reversa. J Endod 2012; 38(4): 486-489.

32. **Clauder T e Baumann MA.** Dent Clin N Am 2004;48 :87-111

33. **Coolidge ED e Kessel RG.** Um livro didático de endodontologia. Philadelphia: Lea e

Febiger 1956; 289

34. **Curson I e Kirk EEJ**. Uma avaliação dos cimentos para selamento de canais radiculares. Oral Surg Oral Med Oral Pathol 1968;26(2):229-36

35. **D'Arcangelo C, D'Amario M e L'Aquila C**. Utilização de MTA para obturação ortógrada de dentes não vitais com ápices abertos: relato de dois casos. Oral Surg Oral Med Oral Pathol Oral Radiol Endod 2007; 104: e98-e101.

36. **Damas BA, Wheater MA, Bringas JS e Hoen MM**. Comparação da citotoxicidade dos agregados de trióxido de mineral e dos materiais de reparação radicular biocerâmicos EndoSequence. J Endod 2011; 37(3): 372-75.

37. **Dandakis C, Kaliva M, Lambrianidis T e Kosti E**. Uma comparação in vitro da capacidade de selamento de três selantes endodônticos utilizados em canais com aumento iatrogénico da constrição apical. J Endod 2005; 31(3): 190-93.

38. **Darvell BW e Wu RCT**. MTA - um cimento de silicato hidráulico: atualização da revisão e reação de presa. Dent Mater 2011; 27: 407-22.

39. **De Bruyne MA, Verhelst PC e De Moor RJ**. Análise crítica dos estudos de fugas em endodontia. Rev Belge Med Dent 2005; 21: 673-75

40. **de Morais CAH, Bernardineli N, Garcia RB, Duarte MAH e Guerisoli DMZ**. Avaliação da resposta tecidual ao MTA e ao cimento Portland com iodofórmio. Oral Surg Oral Med Oral Pathol Oral Radiol Endod 2006; 102: 417-21.

41. **De-Deus G, Audi C, Murad C, Fidel S e Fidel R**. Expressão semelhante do movimento de fluido de passagem e de passagem ao longo de tampões apicais ortógrados de MTA Bio e cimento Portland branco. Int Endod J 2008; 41 : 1047-53

42. **Desai S e Chandler N**. Selantes de canais radiculares à base de hidróxido de cálcio: uma revisão. J Endod 2009; 35(4): 475-80.

43. **Ding SJ, Kao CT, Chen CL, Shie MY e Huang TH**. Avaliação dos efeitos de genotoxicidade da linha celular de osteossarcoma humano de agregados de trióxido mineral e cimentos de silicato de cálcio. J Endod 2010; 36(7): 1158-62.

44. **Dreger LAS, Felippe WT, Reyes-carmona JF, Felippe GS, Bortoluzzi EA e Felippe MCS**. Agregado de trióxido mineral e cimento Portland promovem a biomineralização in

vivo. J Endod 2012; 38(3): 324-29.

45. **Drukteinis S, Peciuliene V, Maneliene R e Bendinskaite R**. Estudo in vitro da fuga microbiana em raízes preenchidas com o cimento EndoREZ/pontas EndoREZ e o cimento AH Plus/pontas de guta-percha convencionais. Stomatologija, Jornal Báltico de Medicina Dentária e Maxilofacial 2009; 11: 21-25

46. **El Deeb ME**. A capacidade de vedação da guta-percha termoplastificada moldada por injeção. J Endod 1985;11,84-86

47. **Eldeniz A e Orstavik D.** Uma avaliação laboratorial da fuga bacteriana coronal em canais radiculares preenchidos com cimentos novos e convencionais. Int Endod J 2009; 42: 303-12.

48. **El-Ma'aita AM, Qualtrough AJE e Watts DC.** Uma avaliação por tomografia microcomputada de obturações de canais radiculares de agragado de trióxido mineral. J Endod 2012; 38(5): 670-72.

49. **Ersahan S e Aydin C.** Resistência à deslocação do iRoot SP, um selante à base de silicato de cálcio, da dentina radicular. J Endod 2010; 36(12); 2000-02.

50. **Ersahan S e Aydin C.** Solubilidade e caraterísticas de selamento apical de um novo selante de canal radicular à base de silicato de cálcio em comparação com selantes à base de hidróxido de cálcio, resina de metacrilato e resina epóxi. Ata Odontol Scand 2013; 71: 857-62

51. **Ersev H, Yilmaz B, Dincol ME e Daglaroglu**. A eficácia do instrumento de retratamento rotativo ProTaper Universal para remover cones de guta-percha simples cimentados com vários cimentos endodônticos. Int Endod J 2012; 45 : 756-62

52. **Estrela C, Bammann LL, Estrela CR, Silva RS e Pecora JD**. Estudo antimicrobiano e químico do MTA, cimento Portland, pasta de hidróxido de cálcio, Sealapex e Dycal. Braz Dent J 2000;11: 19-27.

53. **Forsberg J e Halse A**. Radiolucências periapicais avaliadas pela técnica radiográfica de ângulo de bissecção e paralelismo. Int Endod J 1997;30:115-23

54. **Fransen JN, He J, Glickman G, Rios A, Shulman J e Honeyman A**. Avaliação comparativa da obturação com ActiV GP/Selante de Ionómero de Vidro, Resilon/Epiphany e

Gutta-Percha /AH Plus: um estudo de fugas bacterianas. J Endod 2008;34(6): 725-29

55. **Fridland M e Rosado R.** Solubilidade e porosidade do agregado de trióxido mineral (MTA) com diferentes rácios de água para pó. J Endod 2003; 29: 814-17.

56. **Gambarini G and Tagger M.** Sealing ability of a new hydroxyapatite-containing endodontic sealer using lateral condensation and thermatic compaction of gutta-percha, in vitro. J Endod 1996; 22(4): 165-67.

57. **Gandolfi MG, Iacono F, Agee K, Siboni F, Tay F, Pashley DH e Prati C.** Tempo de presa e expansão em diferentes meios de imersão de cimentos de silicato de cálcio acelerados experimentais e ProRoot MTA. Oral Surg Oral Med Oral Pathol Oral Radiol Endod 2009; 108: e39-e45.

58. **Gandolfi MG, Landuyt KV, Taddei P, Modena E, Meerbeek BV e Prati C.** Microscopia eletrónica de varrimento ambiental associada à análise de raios X por dispersão de energia e às técnicas Raman para estudar o agregado de trióxido mineral ProRoot e os cimentos de silicato de cálcio em condições húmidas e em tempo real. J Endod 2010; 36(5): 851-57.

59. **Gandolfi MG, Shah SN, Feng R, Prati C e Akintoye SO.** Os cimentos biomiméticos de silicato de cálcio suportam a diferenciação de células estaminais mesenquimais orofaciais humanas. J Endod 2011; 37(8): 1102-08.

60. **Garberoglio R e Brannstrom M**. Investigação microscópica eletrónica de varrimento dos túbulos dentinários humanos. Arch Oral Biol 1976; 21: 355-62.

61. **Ghoneim AG, Lutfy RA, Sabet NE e Fayyad DM.** Resistência à fratura de raízes obturadas com novos sistemas de obturação de canais. J Endod 2011; 37(11): 1590-92.

62. **Goldman M e Melvin**. Técnica de encerramento da extremidade da raiz incluindo a Apexificação. Dent Clin N Am 1974 ; 27 : 239-44

63. **Goldman M, Simmonds S e Rush R**. The usefulness of dyepenetration studies reexamined. Oral Surg Oral Med Oral Pathol 1989; 67(3) :327-32.

64. **Gomes BP, Pinheiro ET, Sousa EL, Jacinto RC, Zaia AA e Ferraz CC.** Enterococcus faecalis em canais radiculares dentários detectados por cultura e por análise da reação em cadeia da polimerase. Oral Surg Oral Med Oral Pathol Oral Radiol Endod 2006; 102: 247-53.

65. **Grossman LI, Shephard LI e Pearson LA**. Avaliação clínica e roentgenológica de dentes tratados endodonticamente. Oral Surg Oral Med Oral Path 1964; 17:368-74

66. **Guven EP , Tasli PN, Yalvac ME, Sofiev N, Kahayan MB e Sahin F**. Comparação in vitro da capacidade de indução e da capacidade de biomineralização do agregado de trióxido mineral e de um selante de canal radicular biocerâmico. Int Endod J 2013; 46, 1173-82

67. **Guven EP, Yalvac ME, Kayahan MB, Sunay H, Sahin F e Bayirli G**. Resposta das células estaminais germinativas do dente humano a cimentos endodônticos à base de calciumsilicato. J Appl Oral Sci 2013; 21(4) : 351-57

68. **Han L e Okiji T**. Avaliação da bioatividade de três materiais endodônticos à base de silicato de cálcio. Int Endod J 2013;46: 808-14

69. **Hansen SW, Marshall JG e Sedgley CM.** Comparação entre o material de reparação radicular intracanal EndoSequence e o ProRoot MTA para induzir alterações de pH em defeitos de reabsorção radicular simulados ao longo de 4 semanas em pares de dentes humanos compatíveis. J Endod 2011; 37(4): 502-06.

70. **Hashem AAR e Amin SAW.** O efeito da acidez na resistência ao deslocamento do agregado de trióxido mineral e do BioAggregate em perfurações de furca: um estudo comparativo in vitro. J Endod 2012; 38(2): 245-49.

71. **Hashiguchi D, Fukushima H, Yasuda H, Masuda W, Tomikawa M, Morikawa K, Maki K e Jimi E.** O agregado de trióxido mineral inibe a reabsorção óssea osteoclástica. J Dent Res 2011; 90(7): 912-17.

72. **Hess D, Solomon E, Spears R e He J.** Retratabilidade de um material biocerâmico de selagem de canais radiculares. J Endod 2011; 37(11): 1547-49.

73. **Hirschberg CS, Patel NS, Patel LM, Kadouri DE e Hartwell GR**. Comparação da capacidade de selamento do MTA e do material de reparação radicular EndoSequence: um estudo de fuga bacteriana. Quint Int 2013; 44(5): e157-e62

74. **Hirschman WR, Wheater MA, Bringas JS e Hoen MM.** Comparação citotóxica de três agentes de capeamento pulpar direto actuais com uma nova massa de reparação radicular biocerâmica. J Endod 2012; 38(3): 385-88.

75. **Holland R, deSouza V, Nery MJ, Filho JAO, Bernabe PFE e Dezan E.** Reação de

dentes de cães à obturação de canais radiculares com agregado de trióxido mineral ou selante de ionómero de vidro. J. Endod 1999; 25(11): 728-30.

76. **Horsted-Bindslev P, Andersen MA, Jensen MF, Nilsson JH e Wenzel A**. Qualidade das obturações de canais radiculares de molares efectuadas com a técnica de compactação lateral e de cone único. J Endod 2007; 33: 468-71.

77. **Hulsmann M, Peters OA e Dummer PMH.** Preparação mecânica dos canais radiculares: objectivos, técnicas e meios de modelação. Endo Topics 2005; 10: 30-76.

78. **Huumonen S, Lenander-Lumikari M, Sigurdsson A e Orstavik D**. Cicatrização da periodontite apical após tratamento endodôntico

tratamento: uma comparação entre um selante à base de silicone e um selante à base de óxido de zinco e eugenol. Int Endod J 2003 ;36 : 296-01

79. **Imura N, Otani SM, Campos MJ, Jardim Junior EG e Zuolo ML.** Penetração bacteriana através de materiais restauradores temporários em dentes tratados com canal radicular in vitro. Int Endod J 1997; 30: 381-85.

80. **Ingle JI.** Obturações do canal radicular. J Am Dent Ass 1956; 53 : 47-55.

81. **Ishley DJ e ElDeeb ME.** Uma avaliação in-vitro da qualidade do selamento apical de canais obturados termomecanicamente com e sem selante. J Endod 1983; 9(6): 242-45.

82. **Islam I, Chang H e Yap A**. Comparação das propriedades físicas e mecânicas do MTA e do cimento Portland. J Endod 2006; 32: 193-97

83. **Jacobovitz M, Vianna ME, Pandolfelli VC, Oliveira IR, Rossetto HL e Gomes BPFA.** Obturação de canais radiculares com cimentos à base de agregados minerais: análise in vitro da microinfiltração bacteriana. Oral Surg Oral Med Oral Pathol Oral Radiol Endod 2009; 108: 140-44.

84. **Jokanovic V, Colovic B, Zivkovic S, Zivojinovic V e Markovic D.** Agregado de trióxido mineral como material de eleição na terapia endodôntica. Serbian Dental Jounal 2011; 58(2): 97-102.

85. **Kapsimalis P, Summit NJ e Evans R**. Propriedades de selagem dos materiais de obturação endodôntica. Oral Surg Oral Med Oral Pathol 1966; 22(3) : 386-93

86. **Katebzadeh N, Sigurdsson A e Trope M**. Avaliação radiográfica da cicatrização periapical após obturação de canais radiculares infectados: um estudo in vivo. Int Endod J 2000; 33:60-66

87. **Kazem M, Eghbal MJ e Asgary S.** Comparação da microinfiltração bacteriana e de corantes de diferentes materiais de obturação da extremidade radicular. Iranian Endodontic Journal 2010; 5(1): 17-22.

88. **Khan SIR, Ramachandran A, Deepalakshmi M e Kumar KS.** Avaliação do pH e da libertação de iões de cálcio do agregado de trióxido de mineral e de um novo material de obturação da extremidade radicular. Journal of Dentistry 2012; 2(2): 166-69.

89. **Khan TA, Hassan M, Ahad B e Shafiq N.** Smear layer e capacidade de selagem de três selantes de canais radiculares. Pakistan Oral & Dental Journal 2011; 31(1): 176-80.

90. **Koch K e Brave D.** Bioceramic technology-the game changer in endodontics. Endod Pract 2009; 2: 17-21.

91. **Koch K e Brave D.** A utilização crescente da biocerâmica na endodontia. Dentaltown 2009; 39-43.

92. **Kokubo T**, editor. Bioceramics and their clinical application. Cambridge: Woodhead; 2008

93. **Komabayashi T e Spangberg LS.** Análise comparativa do tamanho e forma das partículas dos agregados de trióxido mineral disponíveis no mercado e do cimento Portland: um estudo com um analisador de imagens de partículas em fluxo. J Endod 2008; 34: 94-8.

94. **Kontakiotis EG, Wu MK e Wesselink PR.** Efeito da espessura do selante na capacidade de selamento a longo prazo: um estudo de acompanhamento de 2 anos. Int Endod J 1997; 30: 307-12.

95. **Kosa DA, Marshall G e Baumgartner JC.** Uma análise da centralização do canal utilizando técnicas de instrumentação mecânica. J Endod 1999; 25: 441-45.

96. **Kossev D e Stefanov V.** Selantes à base de cerâmica como nova alternativa aos selantes endodônticos atualmente utilizados. Roots 2009; 1: 42-48.

97. **Kumar M, Sequeira PS, Peter S e Bhat GK.** Esterilização de dentes humanos extraídos

para uso educacional. Ind J Med Micro 2005; 23(4) : 256-58

98. **Kumari CM, Takkar H, Nigam N e Punia SK.** Agregado de trióxido mineral usado como tampão apical em casos de ápice aberto - uma revisão e relato de caso. Indian J of Dental Sciences 2011; 4(3): 15-17.

99. **Leal F, De- Deus G, Brandao C, Luna AS, Fidel SR e Souza EM.** Comparação do selamento radicular proporcionado por cimentos reparadores biocerâmicos e MTA branco. Int Endod J 2011; 44: 662-68.

100. **Leiendecker AP, Qi YP, Sawyer AN, Niu LN, Agee KA, Loushine RJ, Weller RN, Pashley DH e Tay FR.** Efeitos dos materiais à base de silicato de cálcio na integridade da matriz de colagénio da dentina mineralizada. J Endod 2012; 38(6): 829-33.

101. **Limkangwalmongkol S, Burtscher P, Abbott PV, Sandler AB e Bishop BM.** Um estudo comparativo da fuga apical de quatro selantes de canais radiculares e guta-percha condensada lateralmente. J Endod 1991; 17(10): 495-98.

102. **Loushine BA, Bryan TE, Looney SW, Gillen BM, Loushine RJ, Weller RN, Pashley DH e Tay FR.** Propriedades de fixação e avaliação da citotoxicidade de um selante de canal radicular biocerâmico pré-misturado. J Endod 2011; 37(5): 673-77.

103. **Lovato KF e Sedgley CM.** Atividade antibacteriana do material de reparação radicular EndoSequence e do ProRoot MTA contra isolados clínicos de Enterococcus Faecalis. J Endod 2011; 37(11): 1542-46.

104. **Ma J, Shen Y, Stojicic S e Haapasalo M.** Biocompatibilidade de dois novos materiais de reparação de raízes. J Endod 2011; 37(6): 793-98.

105. **Martin RL, Monticelli F, Brackett WW, Loushine RJ, Rockman RA, Ferrari M, Pashley DH e Tay FR.** Propriedades de selamento de tampões apicais e obturações radiculares ortograduadas de agregado de trióxido mineral num modelo de apexificação in-vitro. J Endod 2007; 33: 272-75.

106. **Merces AMdAM, Aguiar CM, Shinohara NKS, Camara AC e Figueiredo JAPd.** Comparação de canais radiculares obturados com guta-percha ProTaper master point utilizando as técnicas da condensação lateral ativa e do cone único: estudo do extravasamento bacteriano. Braz J Oral Sci 2011; 10(1): 37-41

107.	**Mickel AK e Wright RE**. Inibição do crescimento de streptococcus anginosus (milleri) por três selantes de hidróxido de cálcio e um selante de óxido de zinco-eugenol. J Endod 1999; 25(1): 34-37

108.	**Minamikawa H, Yamada M, Deyama Y, Suzuki K, Kaga M, Yawaka Y e Ogawa T.** Effect of N-acetylcysteine on rat dental pulp cells cultured on Mineral trioxide aggregate (Efeito da N-acetilcisteína em células de polpa dentária de rato cultivadas em agregado de trióxido mineral). J Endod 2011; 37(5): 637-41.

109.	**Modareszadeh MR, Fiore PMD, Tipton DA e Salamat N.** Avaliação da citotoxicidade e da atividade da fosfatase alcalina do material de reparação radicular EndoSequence. J Endod 2012; 38: 1101-05.

110.	**Montellano AM, Schwartz SA e Beeson TJ**. Contaminação do agregado de trióxido mineral de cor dentária utilizado como material de obturação da extremidade radicular: um estudo de fuga bacteriana. J Endod 2006; 32(5): 452-55

111.	**Mukhtar-Fayyad D.** Citocompatibilidade de novos materiais à base de biocerâmica em células de fibroblastos humanos (MRC-5). Oral Surg Oral Med Oral Patho Oral Radiol Endod 2011; 112: e137-e42.

112.	**Murphy WK, Kaugars GE, Collett WK e Dodds RN**. Cicatrização de radiolucências periapicais após terapia endodôntica não cirúrgica. Oral Surg Oral Med Oral Pathol 1991; 71: 620-24

113.	**Nagas E, Uyanik MO, Eymirli A, Cehreli ZC, Vallittu PK, Lassila LVJ e Durmaz V.** As condições de humidade da dentina afectam a adesão dos selantes do canal radicular. J Endod 2012; 38(2): 240-44.

114.	**Nair U, Ghattas S, Saber M, Natera M, Walker C e Pileggi R.** Uma avaliação comparativa da capacidade de selagem de 2 materiais de obturação de extremidades radiculares: um estudo de fuga in vitro utilizando Enterococcus faecalis. Oral Surg Oral Med Oral pathol Oral Radiol Endod 2011; 112: e74-e77.

115.	**Nekoofar MH, Adusei G, Sheykhrezae MS, Hayes SJ, Byrant ST e Dummer PMH**. O efeito da pressão de condensação em propriedades físicas selecionadas do agregado de trióxido mineral. Int Endod J 2007; 40,453-67

116. **Nekoofar MH, Davies TE, Stone D, Basturk FB e Dummer PMH.** Microestrutura e análise química do agregado de trióxido mineral contaminado com sangue. Int Endod J 2011; 44: 1011-18.

117. **Oliveira ACM, Tanomaru JMG, Faria-Junior N e Tanomaru-Filho M.** Vazamento bacteriano em canais radiculares obturados com cimentos convencionais e à base de MTA. Int Endod J 2011; 44: 370-75.

118. **Ono K e Matsumoto K.** Propriedades físicas do CH61, um selante de canal radicular recentemente desenvolvido. J Endod 1998;24(4): 244-47

119. **Orosco FA, Bramante CM, Garcia RB, Bernardineli N e de Moraes IG.** Capacidade de selamento do MTA cinza ANGELUS™ , CPM™ , e MBPC utilizados como plugs apicais. J Appl Oral Sci 2008; 16(1): 50-54.

120. **Orstavik D, Kerekes K e Eriksen HM.** Desempenho clínico de três selantes endodônticos. Endod Dent Traumatol 1987; 3 : 178-86

121. **Orstavik D, Kerekes K e Eriksen HM.** O índice periapical: um sistema de pontuação para a avaliação radiográfica da periodontite apical. Endod Dent Traumatol 1986; 2 :20-34

122. **Orstavik D.** Materiais utilizados na obturação de canais radiculares: testes técnicos, biológicos e clínicos. Tópicos de Endodontia 2005; 12: 25-38

123. **Ozok AR, van der Sluis LWM, Wu MK e Wesselink PR.** Capacidade de selagem de um novo material de obturação de canais radiculares à base de polidimetilisiloxano. J Endod 2008; 34(2): 204-07.

124. **Parirokh M e Torabinejad M.** Mineral trioxide aggregate: a comprehensive literature review-part 1: chemical, physical, and antibacterial properties. J Endod 2010; 36(1): 16-27.

125. **Parirokh M e Torabinejad M.** Mineral trioxide aggregate: a comprehensive literature review- part III: clinical applications, drawback, and mechanism of action. J Endod 2010; 36(3): 400-13.

126. **Peng W, Liu W, Zhai W, Jiang L, Li L, Chang J e Zhu Y.** Efeito do silicato tricálcico na proliferação e diferenciação odontogénica das células da polpa dentária humana. J Endod 2011; 37(9): 1240-46.

127. **Peters LB e Wesselink PR**. Cicatrização periapical de dentes tratados endodonticamente em uma e duas visitas obturados na presença ou ausência de microorganismos detectáveis. Int Endod J 2002, 35:660-67.

128. **Pitt ford TR e Rowe AHR**. Um novo selante de canais radiculares à base de hidróxido de cálcio. J Endod 1989;15:286-89

129. **Pitts DL, Jones JE e Oswald RJ**. Uma comparação histológica entre o tampão de hidróxido de cálcio e o tampão de dentina para o controlo de materiais de obturação de canais radiculares guttapercha. J Endod 1984 ; 10(4) : 283-93

130. **Pradhan DP, Chawla HS, Gauba K e Goyal A**. Comparative evaluation of endodontic management of teeth with unformed apices with mineral trioxide aggregate and calcium hydroxide. J Dent Child (Chic) 2006; 73: 79-85.

131. **Reyes-Carmona JF, Santos AS, Figueiredo CP, Baggio CH, Felippe MCS, Felippe WT e Cordeiro MM.** Sinalização molecular inflamatória e capacidade de biomineralização do agregado hospedeiro-mineral trióxido. J Endod 2010; 36(8): 1347-53.

132. **Roberts HW, Toth JM, Berzins DW e Charlton DG.** Utilização de material agregado de trióxido mineral no tratamento endodôntico: uma revisão da literatura. Dent Mater 2008; 24: 149-64.

133. **Roggendorf MJ, Ebert J, Petschelt A e Frankenberger R.** Influência da humidade no selamento apical de obturações de canais radiculares com cinco tipos diferentes de selante. J Endod 2007; 33(1): 31-33.

134. **Ruddle CJ**. A técnica ProTaper. Endod Prac 2002; 5: 22-30.

135. **Sagsen B, Ustun Y, Demirbuga S e Pala K.** Força de ligação de dois novos selantes endodônticos à base de silicato de cálcio à dentina do canal radicular. Int Endod J 2011; 44: 1088-91.

136. **Salles LP, Gomes-Cornelio AL, Guimaraes FC, Herrera BS, Bao SN, Rossa-Junior C, Guerreiro-Tanomaru JM e Tanomaru-Filho M.** O cimento endodôntico à base de agregados de trióxido mineral estimula a nucleação de hidroxiapatita em cultura de células semelhantes a osteoblastos humanos. J Endod 2012; 38(7): 971-76.

137. **Sarkar NK, Caicedo R, Ritwik P, Moiseyeva R e Kawashima I**. Base físico-química

das propriedades biológicas do agregado de trióxido mineral. J Endod 2005; 31: 97-100

138. **Saunders WP**. Um estudo clínico prospetivo de cirurgia perirradicular utilizando agregado de trióxido mineral como uma obturação da extremidade da raiz. J Endod 2008; 34: 660-65.

139. **Sawyer AN, Nikonov SY, Pancio AK, Niu L, Agee KA, Loushine RJ, Weller RN, Pashley DH e Tay FR**. Efeito dos materiais à base de silicato de cálcio nas propriedades de flexão da dentina. J Endod 2012; 38(5): 680-83.

140. **Scarparo RK, Haddad D, Acasigua GAX, Fossati ACM, Fachin EVF e Grecca FS**. Cimento à base de agregado de trióxido mineral: análise das reações teciduais a um novo material endodôntico. J Endod 2010; 36(7): 1174-78.

141. **Schembri M, Peplow G e Camilleri J**. Análise de metais pesados em agregado de trióxido mineral e cimento Portland. J Endod 2010; 36(7): 1210-15.

142. **Schwartz-Arad D, Yarom N, Lustig JP e Kaffe I**. Um estudo radiográfico retrospetivo da cirurgia de extremidade radicular com amálgama e material de restauração intermédio. Oral Surg Oral Med Oral Pathol Oral Radiol Endod 2003;96 : 472-77

143. **Shahi S, Rahimi S, Yavari HR, Eskandarinezhad M, Shakouei S e Unchi M**. Comparação da capacidade de selagem do agregado de trióxido de mineral e do cimento Portland utilizados como materiais de obturação da extremidade radicular. J of Oral Sci 2011; 53(4): 517-22.

144. **Shokouhinejad N, Nekoofar MH, Iravani A, Kharrazifard MJ e Dummer PM**. Efeito do ambiente ácido na resistência da ligação push-out do agregado de trióxido mineral. J Endod 2010; 36 : 871-74

145. **Shoukouhinejad N, Hoseini A, Gorjestani H, Raoof M, Assadian H e Shamshiri AR**. Efeito da solução salina tamponada com fosfato na resistência de união push-out de um novo selante biocerâmico à dentina do canal radicular. Dent Res J 2012;9(5): 595-99

146. **Siqueira JF, Rocas IN, Lopes HP e Uzeda M**. Vazamento coronal de dois cimentos para canal radicular contendo hidróxido de cálcio após exposição à saliva humana. J Endod 1999; 25(1) : 14-16

147. **Sleder FS, Ludlow MO e Bohacek JR**. Long-Term sealing ability of a Calcium

Hydroxide Sealer (Capacidade de selagem a longo prazo de um selante de hidróxido de cálcio). J Endod 1991; 17(11): 541-43

148.   **Sonat B, Dalat D e Gunhan O**. Reação dos tecidos periapicais a obturações radiculares com Sealapex. Int Endod J 1990;23: 46-52

149.   **Storm B, Eichmiller F, Tordick P e Goodell G**. Expansão da fixação do agregado de trióxido mineral cinzento e branco e do cimento Portland. J Endod 2008; 34: 80-82

150.   **Tagger M, Tagger E e Kfir A**. Libertação de iões de cálcio e de hidroxilo de selantes endodônticos de presa contendo hidróxido de cálcio. J Endod 1988; 14 : 588-91

151.   **Tan BT e Messer HH**. A qualidade da preparação do canal apical utilizando instrumentos manuais e rotativos com critérios específicos de alargamento baseados no tamanho inicial da lima apical. J Endod 2002; 28: 658-64.

152.   **Taneja S e Kumari M.** Effect of internal matrices of hydroxyapatite and Calcium sulphate on the sealing ability of Mineral trioxide aggregate and light cured glass ionomer cement. J Conservative Dentistry 2011; 14(1): 6-9.

153.   **Tasdemir T, Aydemir H, Inan U e Unal O**. Preparação do canal com instrumentos rotativos de Ni-Ti Hero 642 comparados com lima K manual de aço inoxidável avaliada através de tomografia computorizada. Int Endod J 2005; 38: 402-08.

154.   **Tasdemir T, Er K, Yildirim T, Buruk K, Celik D e Cora S**.

Comparação da capacidade de selamento de três técnicas de obturação em canais moldados com dois sistemas rotatórios diferentes: um estudo de fuga de bactérias. Oral Surg Oral Med Oral Pathol Oral Radiol Endod 2009; 108: e129-e34

155.   **Tasdemir T, Yesilyurt C, Ceyhanli KT, Celik D e Er K**. Avaliação da obturação apical após a obturação do canal radicular através de 2 técnicas diferentes. J Can Dent Assoc 2009; 75 : 201-201d.

156.   **Timpavat S, Amornchat C e Trisuwan WR**. Fuga bacteriana coronal após obturação com três selantes de canais radiculares. J Endod 2001; 27: 36-39

157.   **Torabinejad M e Parirokh M.** Mineral trioxide aggregate: a comprehensive literature review-part-II: leakage and biocompatibility investigations. J Endod 2010; 36(2): 190-02.

158. **Torabinejad M, Hong CU, Mc Donald F e Pitt Ford TR.** Propriedades físicas e químicas de um novo material de obturação de extremidades radiculares. J Endod 1995; 21(7): 349-53.

159. **Torabinejad M, Hong CU, Pitt Ford TR e Kaiyawasam SP.** Reação dos tecidos ao super-EBA implantado e ao agregado de trióxido mineral na mandíbula de cobaias: um relatório preliminar. J Endod 1995a ; 21 :569-71

160. **Tuna EB, Dincol ME, Gencay K e Aktoren O.** Resistência à fratura de dentes imaturos preenchidos com BioAggregate, agregado de trióxido mineral e hidróxido de cálcio. Dent Traumatol 201 1; 27: 174-78.

161. **Ulusoy OIA, Nayir Y e Darendeliler-Yaman S.** Efeito de diferentes selantes de canais radiculares na resistência à fratura de raízes imaturas simuladas. Oral Surg Oral Med Oral Pathol Oral Radiol Endod 2011; 112: 544-47.

162. **Vujaskovic M e Teodorovic N.** Análise da capacidade de selagem dos selantes de canais radiculares utilizando a técnica de Microscopia Eletrónica de Varrimento. Srp Arh Celok Lek 2010; 11: 694-98.

163. **Waltimo TMT, Boiesen J, Eriksen HM e Orstavik D.** Desempenho clínico de 3 selantes endodônticos. Oral Surg Oral Med Oral Pathol Oral Radiol Endod 2001; 92 : 89-92

164. **Willerhausen I, Callaway A, Briseno B e Willerhausen B.** Análise in vitro da citotoxicidade e do efeito antimicrobiano de quatro selantes endodônticos. Medicina da Cabeça e da Face 2011; 7: 1-13

165. **Wu MK e Wesselink PR.** Estudos de vazamento endodôntico reconsiderados. Parte I. Metodologia, aplicação e relevância. Int Endod J 1993;26 : 37-43

166. **Wu MK, Gee AJD e Wesselink PR.** Fuga de quatro selantes de canais radiculares em diferentes espessuras. Int Endod J 1994; 27: 304-08

167. **Wu MK, Kontakiotis EG e Wesselink PR.** Decoloração da solução de azul de metileno a 1% em contacto com materiais de obturação dentária. J Dent 1998; 26: 585-89

168. **Wu MK, van der Sluis LW e Wesselink PR.** Um estudo de acompanhamento de 1 ano sobre a fuga de obturações de cone único com o selante RoekoRSA. Oral Surg Oral Med Oral Pathol Oral Radiol Endod 2006; 101: 662-67.

169.   **Xu HH, Carey LE, Simon CG Jr, Takagi S e Chow LC.** Cimentos de fosfato de cálcio pré-misturados: síntese, propriedades físicas e citotoxicidade celular. Dent Mater 2007; 23(4): 433-41.

170.   **Yang Q, Troczynski T e Liu DM.** Influência das sementes de apatite na síntese de cimento de fosfato de cálcio. Biomaterials 2002; 23: 2751-60

171.   **Yildirim T, Er K, Tasdemir T, Tahan E, Buruk K e Serper A.** Efeito da camada de esfregaço e da espessura da cavidade da extremidade radicular na capacidade de selamento apical do MTA como material de preenchimento da extremidade radicular: um estudo de fuga bacteriana. Oral Surg Oral Med Oral Pathol Oral Radiol Endod 2010; 109: e67-e72

172.   **Yildirim T, Tasdemir T e Orucoglu H.** A avaliação da influência da utilização do MTA em dentes com pós-indicação na capacidade de selamento apical. Oral Surg Oral Med Oral Pathol Oral Radiol Endod 2009; 108: 471-74.

173.   **Yilmaz Z, Tuncel B, Ozdemir HO e Serper A.** Avaliação da microinfiltração de raízes obturadas com diferentes técnicas de obturação e selantes. Oral Surg Oral Med Oral Pathol Oral Radiol Endod 2009; 108: 124-8.

174.   **Yuan Z, Peng B, Jiang H, Bian Z e Yan P.** Efeito do BioAggregate na expressão de genes associados a minerais em células de osteoblastos. J Endod 2010; 36(7): 1145-48.

175.   **Zhang H, Shen Y, Ruse ND e Haapasalo M.** Antibacterial activity of endodontic sealers by modified direct contact test against Enterococcus faecalis. J Endod 2009; 35(7): 1051-55.

176.   **Zhang W, Li Z e Peng B.** Avaliação da capacidade de selamento apical de um novo selante de canais radiculares. Oral Surg Oral Med Oral Pathol Oral Radiol Endod 2009; 107: e79-e82.

177.   **Zhang W, Li Z e Peng B.** Efeito do iRoot SP na expressão de genes relacionados com a mineralização em células MG63. J Endod 2010; 36(12): 1978-82.

178.   **Zhang W, Li Z e Peng B.** Citotoxicidade ex-vivo de um novo material de obturação de canais à base de silicato de cálcio. Int Endod J 2010;43: 769-74

179.   **Zmener O e Pameijer CH.** Avaliação clínica e radiográfica de um selante de canal radicular à base de resina. American Journal of Dentistry 2004; 17(1): 19-22.

180.   **Zmener O, Spielberg C, Lamberghini F e Rucci M.** Propriedades de vedação de um novo selante de canal radicular à base de resina epóxi. Int Endod J 1997; 30: 332-34.

181.   **Zoufan K, Jiang J, Komabayashi T, Wang YH, Safavi KE e Zhu Q.** Avaliação da citotoxicidade dos selantes GuttaFlow e EndoSequence BC. Oral Surg Oral Med Oral Pathol Oral Radiol Endod 2011; 112: 657-61.

Anexos

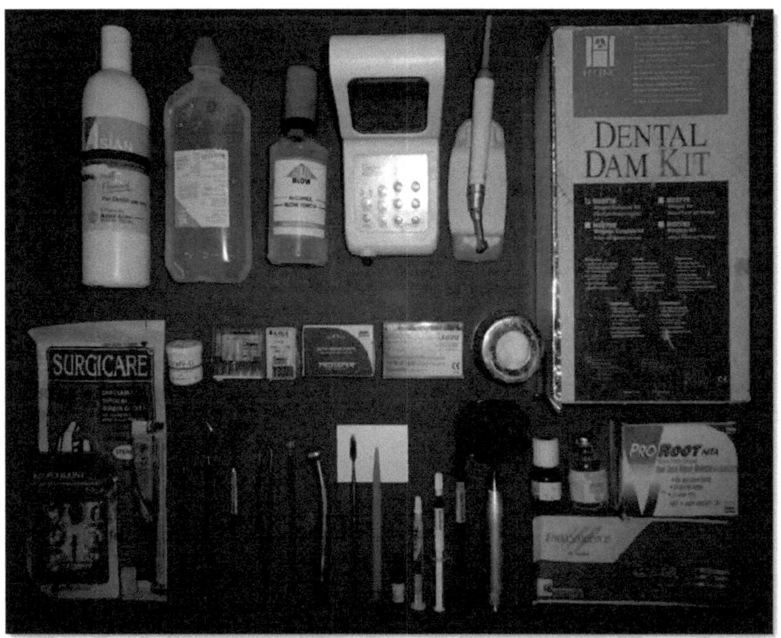

FOTOGRAFIA 1

ARMAMENTÁRIO UTILIZADO NO ESTUDO

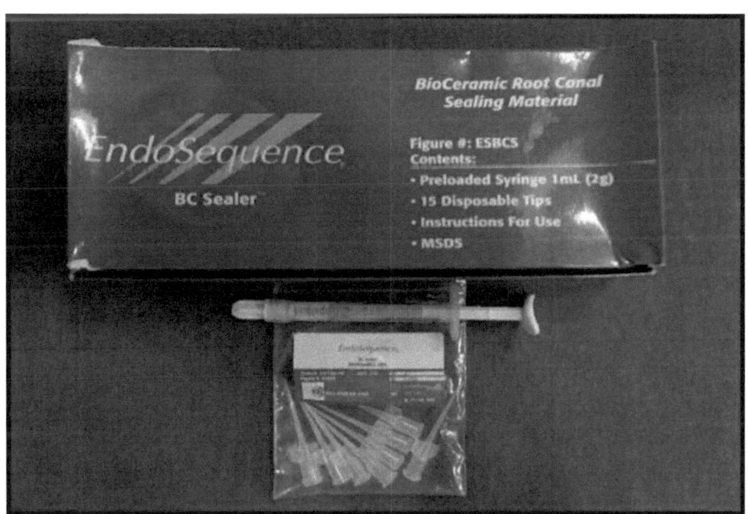

FOTOGRAFIA 2

EndoSequence BC SEALER COM Pontas e Seringa Intracanais

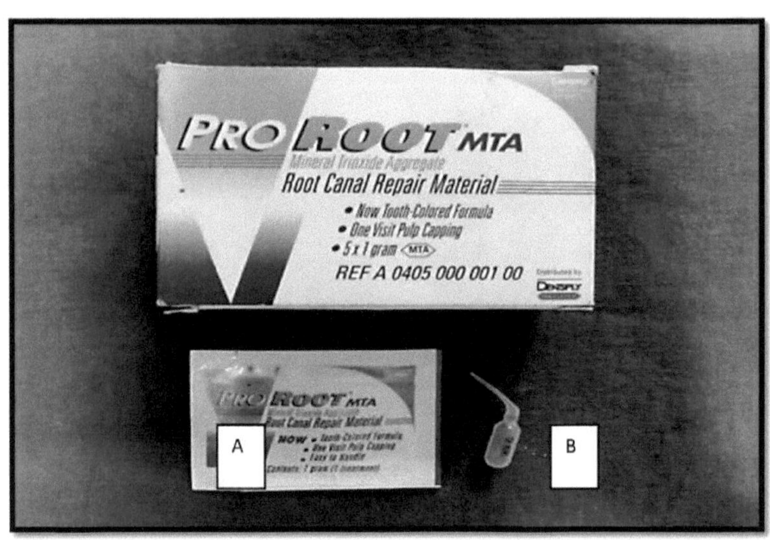

FOTOGRAFIA 3

Pro Root MTA (EM PÓ(A) E LÍQUIDO(B))

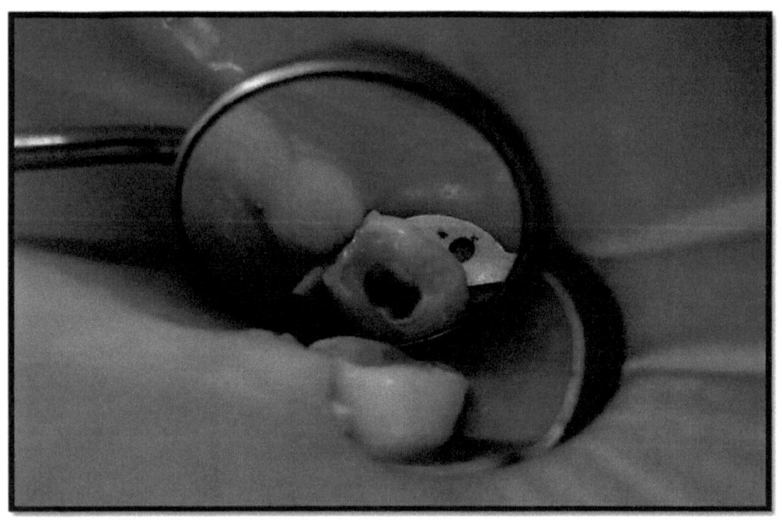

FOTOGRAFIA 4

**PREPARAÇÃO DA CAVIDADE DE ACESSO SOB O ISOLAMENTO DO
DIQUE DE BORRACHA**

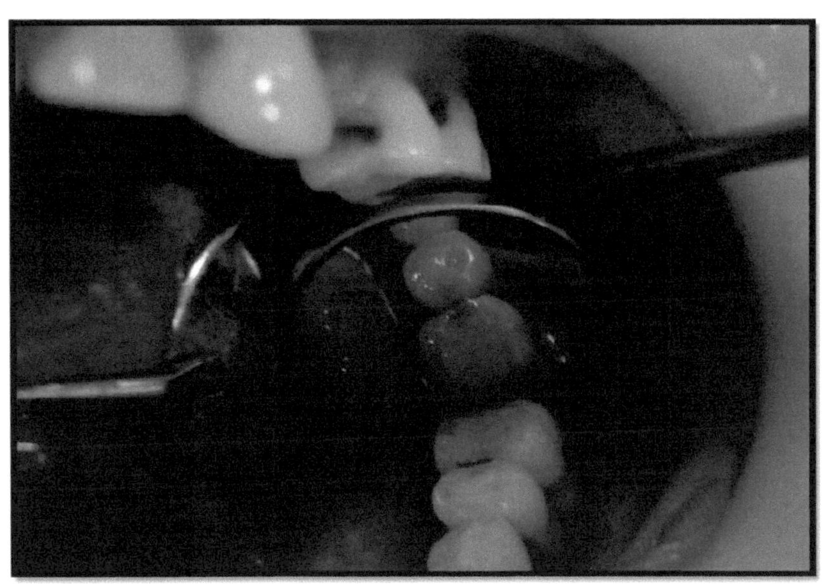

FOTOGRAFIA 5
RESTAURAÇÃO DEFINITIVA COM COMPÓSITO

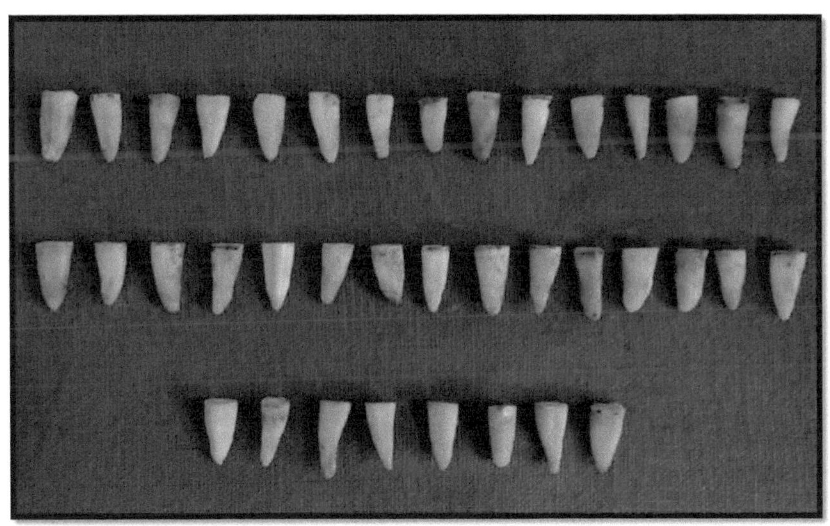

FOTOGRAFIA 6
AMOSTRAS APÓS DECORAÇÃO

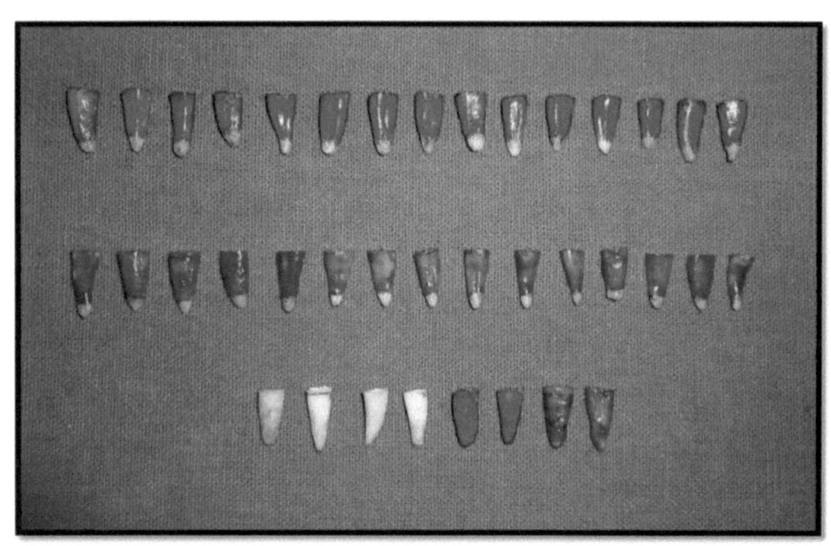

FOTOGRAFIA 7
AMOSTRAS APÓS A APLICAÇÃO DO VERNIZ DE UNHAS

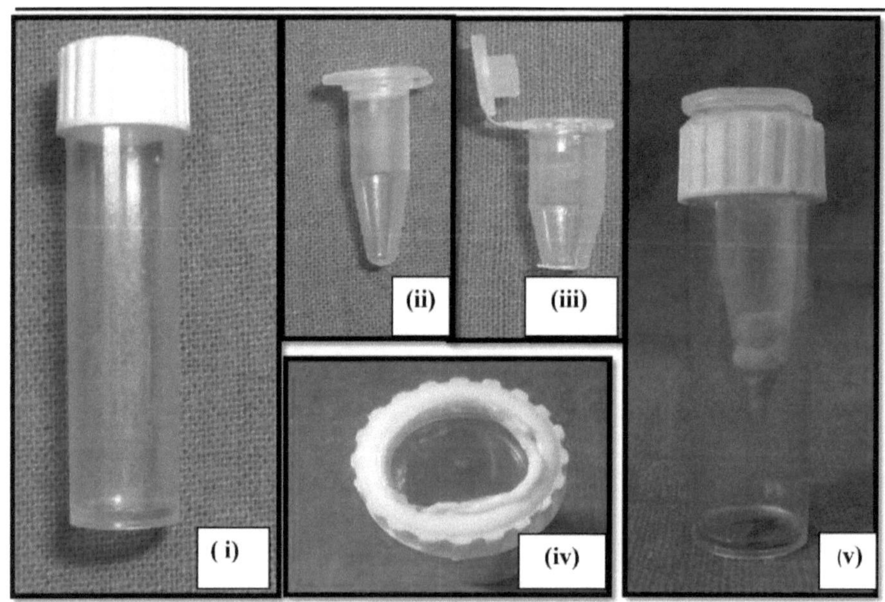

FOTOGRAFIA 8
SEQUÊNCIA DO MODELO DE MICROFUGAS MONTADO
(i) GARRAFA TRANSPARENTE (ii) VIAL EPENDORF (iii) VIAL EPPENDORF CORTADO DA

SUA EXTREMIDADE (iv) FURO FURADO NA TAMPA DA GARRAFA TRANSPARENTE (v) APARELHO MONTADO.

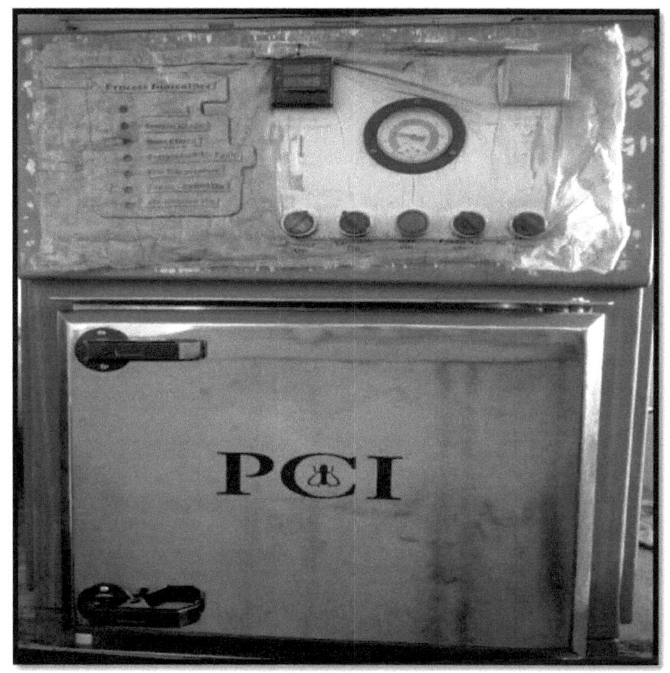

FOTOGRAFIA 9

ESTERILIZADOR DE TRIÓXIDO DE ETILENO

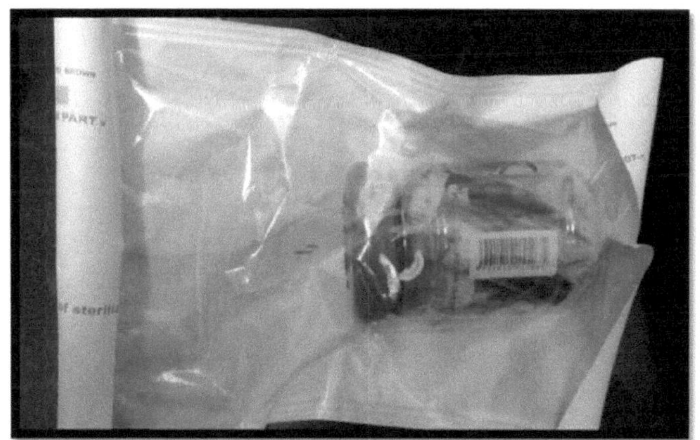

FOTOGRAFIA 10

AMOSTRAS OBTIDAS APÓS ESTERILIZAÇÃO ETO

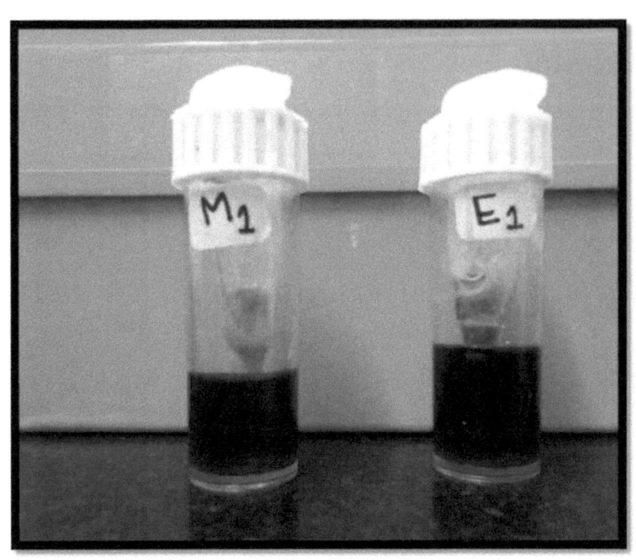

FOTOGRAFIA 11

AMOSTRAS PRONTAS PARA INOCULAÇÃO

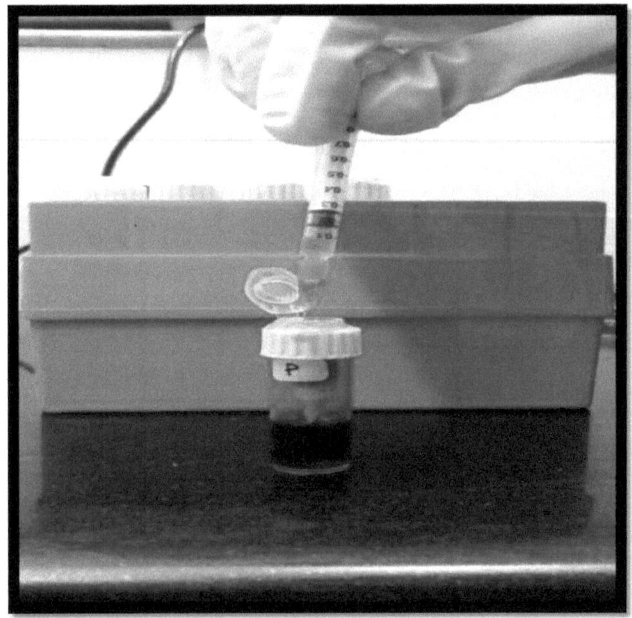

FOTOGRAFIA 12

INOCULAÇÃO DO ESPÉCIME

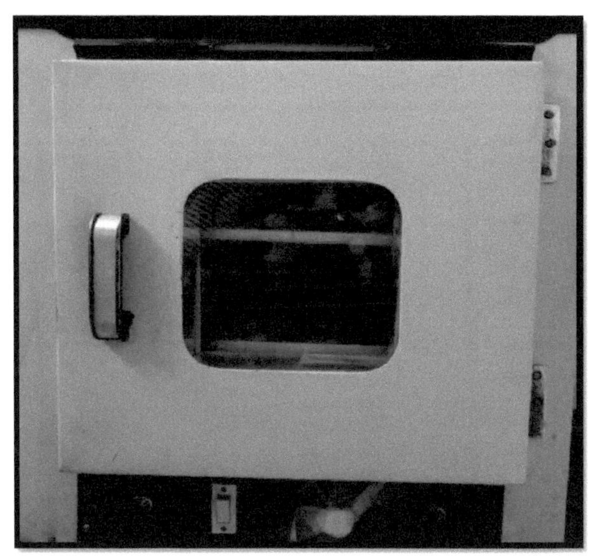

FOTOGRAFIA 13
INCUBADORA

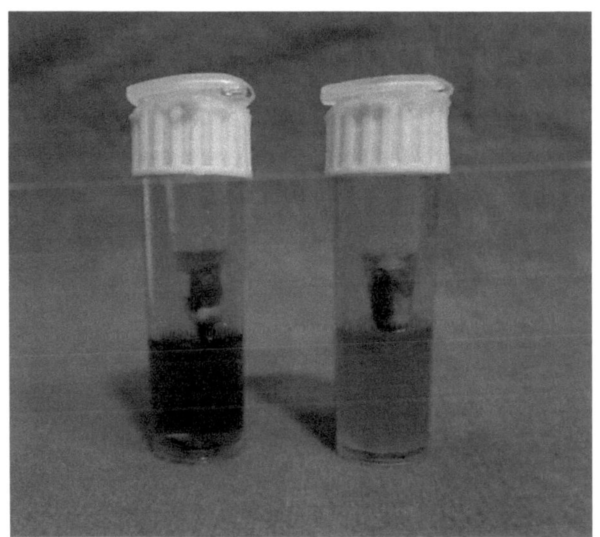

FOTOGRAFIA 14 ASPECTO
DE TURBIDEZ (i) CORTE CLARO (ii) CORTE TURBIDO

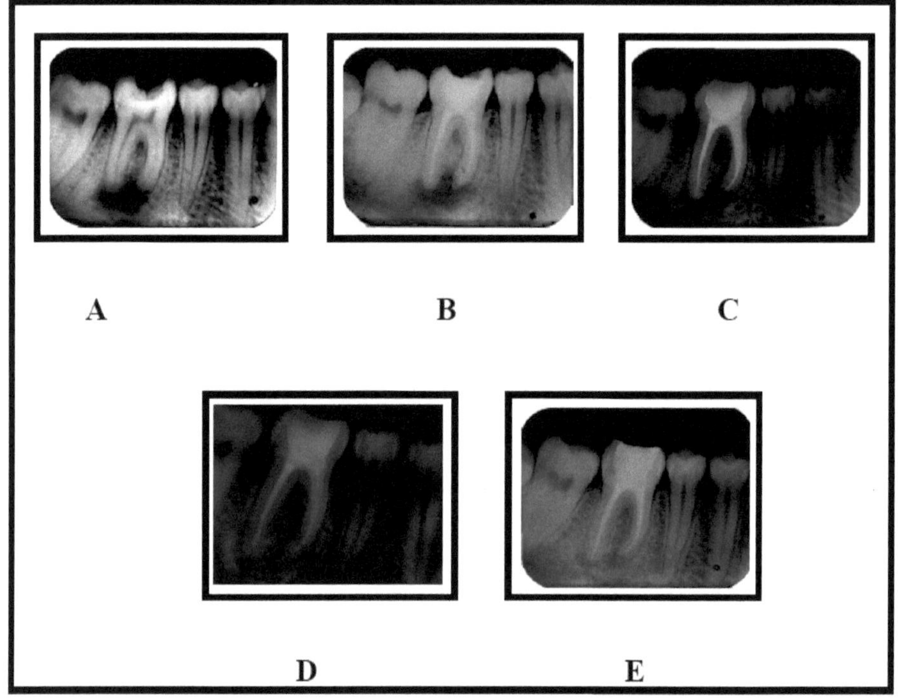

FOTOGRAFIA 15

ALTERAÇÃO DA RADIOLUCÊNCIA (DENTE N.º 36)

A : Pré-operatório B : Pós-operatório imediato C : Após 3 meses D : Após 6 meses E : Após 9 meses

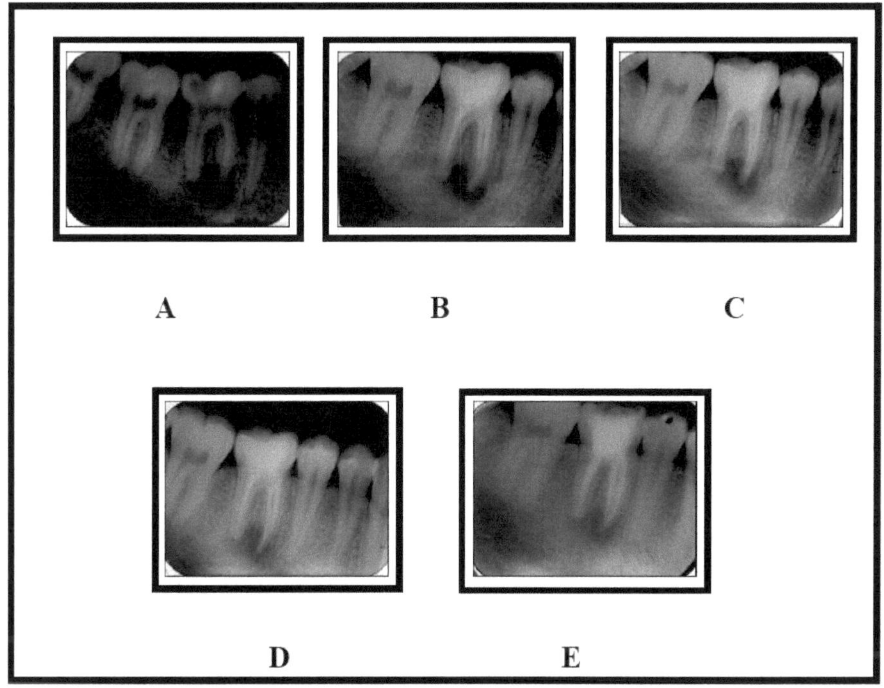

FOTOGRAFIA 16

ALTERAÇÃO DA RADIOLUCÊNCIA (DENTE N.º 36)

A : Pré-operatório B : Pós-operatório imediato C : Após 3 meses D : Após 6 meses E : Após 9 meses

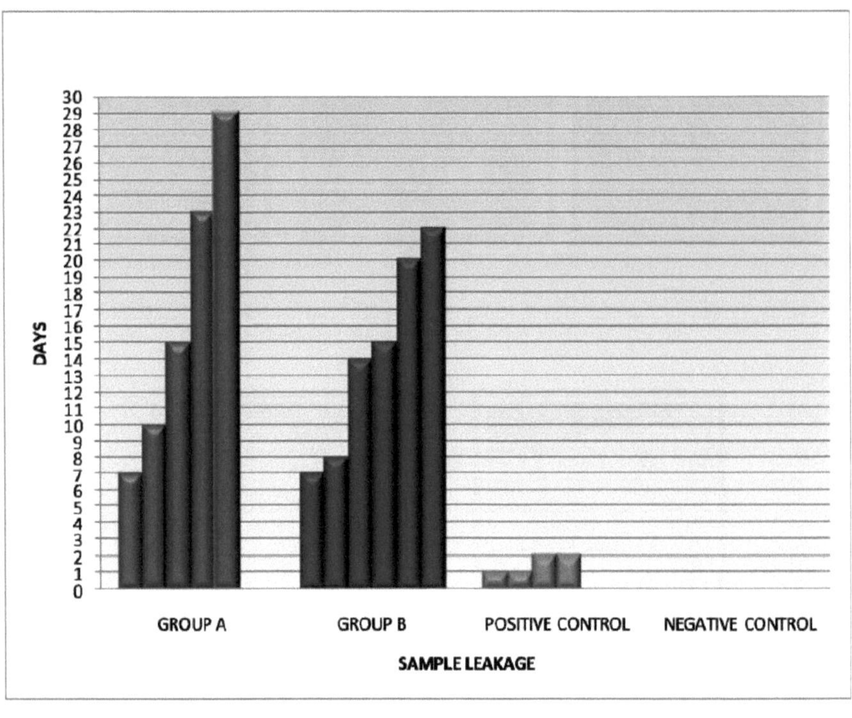

REPRESENTAÇÃO GRÁFICA DAS FUGAS DE AMOSTRAS OBSERVADAS NOS GRUPOS

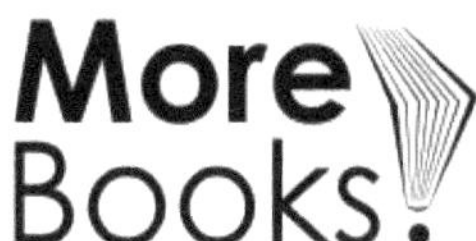
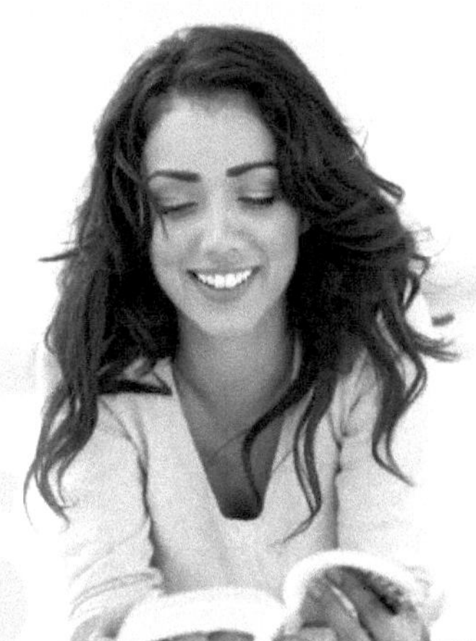

I want morebooks!

Buy your books fast and straightforward online - at one of world's fastest growing online book stores! Environmentally sound due to Print-on-Demand technologies.

Buy your books online at
www.morebooks.shop

Compre os seus livros mais rápido e diretamente na internet, em uma das livrarias on-line com o maior crescimento no mundo! Produção que protege o meio ambiente através das tecnologias de impressão sob demanda.

Compre os seus livros on-line em
www.morebooks.shop

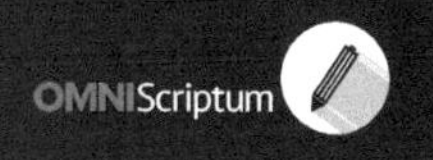

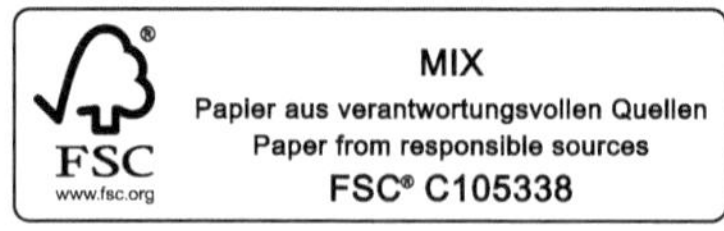

Printed by Books on Demand GmbH, Norderstedt / Germany